糖尿病并发症中西医治疗与预防

TANGNIAOBING　BINGFAZHENG ZHONGXIYI
ZHILIAO YU YUFANG

主　编　刘笑迎

河南科学技术出版社

郑　州

内容提要

本书共 3 章。第 1 章系统介绍了糖尿病脑内微小病变概念、国内外研究进展、与脑卒中的关系及一级预防、糖尿病合并短暂性脑缺血发作的体质特征。第 2 章重点讲解了糖尿病周围神经病变的西医认识、中医认识、中医治疗进展、诊断标准及治疗方法。第 3 章重点介绍了糖尿病足的概念、分类和分级、症状体征、诱发因素、临床分级与护理等。本书每个章节后都有相关病例分享，增加了实用价值，可供中医、中西医结合医院相关科室医师参考阅读，也可作为医学爱好者自学用书。

图书在版编目（CIP）数据

糖尿病并发症中西医治疗与预防 / 刘笑迎主编 . —郑州：河南科学技术出版社，2021.8

ISBN 978-7-5725-0463-1

Ⅰ . ①糖… Ⅱ . ①刘… Ⅲ . ①糖尿病 - 并发症 - 中西医结合 - 防治 Ⅳ . ① R587.2

中国版本图书馆 CIP 数据核字（2021）第 147084 号

出版发行	河南科学技术出版社
	北京名医世纪文化传媒有限公司
	地址：北京市丰台区万丰路 316 号万开基地 B 座 1-115　邮编：100161
	电话：010-63863186　010-63863168
策划编辑	张利峰
文字编辑	刘慧铭　刘新瑞
责任审读	周晓洲
责任校对	龚利霞
封面设计	龙　岩
版式设计	三山科普
责任印制	苟小红
印　　刷	河南瑞之光印刷股份有限公司
经　　销	全国新华书店、医学书店、网店
开　　本	850mm×1168mm　1/32　印张：7.25　字数：201 千字
版　　次	2021 年 8 月第 1 版　　2021 年 8 月第 1 次印刷
定　　价	39.00 元

前　言

　　糖尿病是严重危害人类健康的常见病、多发病，看似简单的糖尿病，如果治疗不当，会给患者带来意想不到的麻烦。糖尿病并发症也已成为困扰患者生活质量的主要问题之一。长期以来，笔者致力于糖尿病相关神经损伤疾病的中西医研究与治疗，取得了一定的研究成果。本书在这些研究的基础上，力图阐明糖尿病神经系统并发症的表现及危害，并给予治疗方案及康复建议。本书主要介绍了以下两部分内容。

　　一、脑卒中（中风病）发病率高、致残率高、病死率高、复发率高，是严重危害人类健康的重大疾病。因而，积极探索预防方案，降低脑卒中的发生率及复发率甚为重要和迫切。未病先防，既病防变，有效预防才是王道。处理脑内微小病变进而预防脑卒中越来越受到重视。脑卒中患者中15%～33%患有糖尿病，且9.1%的卒中再发可归因于糖尿病。"糖尿病相关性脑小血管疾病"的预防及治疗已经迫在眉睫，本部分主要介绍这类疾病的诊断和治疗。

　　二、糖尿病周围神经病变（diabetic peripheral neuropathy，DPN）是糖尿病最常见的慢性并发症之一，影响50%～90%的糖尿病患者。DPN的发病机制尚未完全阐明，目前认为是由高血糖启动的多种因素，包括血管内皮细胞异常、代谢异常、营养因子缺乏等，导致神经细胞功能障碍所致。神经损伤和血管内皮损伤与糖尿病并行存在，导致或加重DPN。DPN的治疗目前尚无特效药，国外诸多大规模的临床研究结果并不令人满意，而中医药治疗 DPN 有悠久的历史，本部分主要介绍糖尿病周围神经病变及糖尿病足的预防及治疗。

刘笑迎
2021 年 3 月

目　　录

第1章　糖尿病脑内微小病变 ·················· 1

第一节　糖尿病性脑内微小病变相关研究·········· 1

一、糖尿病性脑内微小病变及研究进展············ 1

二、糖尿病性脑内微小病变病因病理及国内外研究进展··· 3

三、糖尿病性脑内微小病变分子机制及国内外研究进展··· 6

四、糖尿病性脑内微小病变大鼠模型············· 9

五、中医学对于"脑内微小病变"的研究及处理····· 12

第二节　做好一级预防······················· 19

一、规范一级预防　降低发病率················ 20

二、糖尿病性脑内微小病变与脑梗死发病相关······ 23

三、中医药干预糖尿病性脑内微小病变更具优势····· 24

四、建立可推广的中医药预防脑卒中干预模式······ 25

第三节　一级预防如何实施···················· 25

一、脑健康检查人群························· 26

二、糖尿病性脑健康检查项目·················· 28

三、认知功能检查·························· 33

四、头部 MRI 检查·························· 39

五、MRA 检查····························· 50

六、颈部血管超声检查······················ 52

七、脑健康检查异常的处理··················· 55

第四节　脑内微小病变危险因素的日常预防········ 64

一、一级预防····························· 64

二、二级预防····························· 81

附：健康检查报告案例····················· 82

第五节 糖尿病合并短暂性脑缺血发作的体质特征 ············ 88

一、病因与发病机制 ································· 89

二、中医九种基本体质分类 ························· 90

三、TIA 与中医体质 ····························· 96

第六节 糖尿病脑小血管病变病例介绍 ·············· 98

第 2 章 糖尿病周围神经病 ··············· **139**

第一节 糖尿病周围神经病病因病机 ·············· 139

一、糖尿病神经病变的发病 ····················· 139

二、中医对糖尿病神经病变的认识 ·············· 141

第二节 糖尿病周围神经病变中医治疗研究进展 ······ 145

一、中医药治疗 DPN 相关文献 ················· 145

二、治疗方案 ································· 147

三、血瘀证与糖尿病周围神经病变 ·············· 154

第三节 糖尿病周围神经病变诊断及治疗 ·········· 161

一、诊断 ····································· 161

二、中医辨证分型 ····························· 171

三、中西医治疗 ······························· 171

第四节 糖尿病相关周围神经病变病例介绍 ········· 177

第 3 章 糖尿病足 ····················· **206**

第一节 糖尿病足临床表现及治疗护理 ·········· 206

一、糖尿病足的分类和分级 ····················· 206

二、糖尿病足的症状体征 ······················· 208

三、中医辨证分型 ····························· 209

四、糖尿病足的诱发因素 ······················· 210

五、糖尿病足临床护理 ························· 211

第二节 糖尿病足病例分析 ····················· 211

参考文献 ································· **220**

第1章

糖尿病脑内微小病变

第一节 糖尿病性脑内微小病变相关研究

脑卒中（中风病）发病率高、致残率高、病死率高、复发率高，是严重危害人类健康的重大疾病。2016年亚洲卒中顾问小组（Asian stroke advisory panel，ASAP）发布的亚洲卒中流行病学调查显示，我国脑卒中患病率为 0.26%～7%，其中，缺血性脑卒中占比逐年上升，约为 75%。同时脑卒中也是引起长期功能障碍的最常见因素，我国约 3/4 的脑卒中患者存在不同程度残疾，其中约 40% 的卒中患者不能恢复生活自理能力，给患者家庭及社会带来了沉重的负担。但是对于脑卒中后的有效干预手段很少，迄今为止经循证医学证实的仅为卒中单元、rt-PA 溶栓和抗血小板治疗，且只有少数患者从中受益。因而，积极探索预防方案，降低脑卒中的发生率及复发率甚为重要和迫切。未病先防，既病防变，有效预防才是王道，因而脑内微小病变作为脑卒中的"危险因子"越来越受到重视。而脑卒中患者中 15%～33% 同时患有糖尿病，且 9.1% 的卒中再发可归因于糖尿病。

一、糖尿病性脑内微小病变及研究进展

1. 脑内微小病变的概念 脑内微小病变的提出源于扩大的血管周围间隙（Virchow-Robin space，VRS），是指在头颅核磁共振成像（magnetic resonance imaging，MRI）的 T2 加权像（T2WI）上见到的直径 3mm 以下的边缘整齐、境界清楚、不伴有周围信

号改变的影像学表现。

影像学上 3mm 以下的病变，除小的出血外多数被认为是解剖学上的血管周围间隙（VRS），通常仅有影像学表现而无相应的临床症状和体征。既往认为 VRS 的病理表现主要是血管周围间隙的扩大及粗疏化。后来，有学者从解剖学和病理学研究发现，VRS 常分布于动脉穿通支经过处，最常见于前穿质、基底节、皮质下白质、脑干和海马回等部位。影像学上称之为 VRS 的表现，不仅仅是一种随着年龄增长所产生的血管周围间隙的扩大及粗疏化，而是具有临床意义的病变，它可能是一个复合的情况，包括脑梗死灶、陈旧性出血病灶、血管周围间隙、脱髓鞘、神经胶质化、纤维化、细胞浸润等，因此我们称之为脑内微小病变。

2. 糖尿病性脑内微小病变与脑卒中及其一级预防　糖尿病是危害极大的综合性疾病，以胰岛素分泌缺陷和（或）胰岛素作用障碍所致的高血糖为特征。持续高血糖与长期代谢紊乱等可导致全身组织器官特别是心、脑、肾的损害及其功能障碍和衰竭，是引发脑血管事件发生的重要原因。

国内流行病学调查显示，糖尿病伴发或并发脑卒中的发病率是正常人的 2 ～ 3 倍，且发病年龄趋于年轻化，较非糖尿病人群提前 5 年左右。糖尿病性脑卒中临床特点是以脑梗死、脑血栓形成等缺血性病变多见，而脑出血较少，预后欠佳，恢复缓慢，复发率高，残障程度高。糖尿病与非糖尿病患者在脑梗死的发病类型上也有差异，Pinto 等研究发现糖尿病主要损害小血管，表现为多发的腔隙性脑梗死。

脑卒中的一级预防是指通过早期改变不健康的生活方式，积极主动地控制各种危险因素，从而达到脑血管病不发生或推迟发病的目的。从流行病学角度看，只有一级预防才能降低疾病的人群发病率。近年，脑内微小病变作为脑卒中的"预测因子"逐渐受到重视。美国 Windham 教授近期发表了一项关于脑内微小病变的研究，认为在没有症状的中老年患者及无脑梗死病史的人群中，脑内 < 3mm 的微小病变使其患脑梗死及脑梗死相关死亡的风险增加至少 3 倍。Knopman 教授统计了 1906 名志愿者的脑

MRI 资料，发现脑白质的微小梗死是脑血管事件隐匿进展的重要原因。可见，治疗脑内微小病变是否可以作为脑卒中的一级预防手段已成为热点话题，而糖尿病是脑卒中与脑内微小病变的共同危险因素，糖尿病性脑血管病也是难治、难防的疾病之一。对于糖尿病患者来说，通过预防糖尿病性脑内微小病变，进一步预防脑卒中，是十分必要且可行的。

对于糖尿病导致的脑卒中的预防及治疗，现有的国内外指南推荐意见多来自高血糖的一级预防证据，而且，无论是一级预防还是二级预防，至今均无充分的循证医学证据证明严格的血糖管理能降低糖尿病患者卒中发生或卒中再发的风险。

因此，我们一直在临床及实验中力求寻找能够在血糖控制的基础上，能进一步预防或治疗脑内微小病变的药物，进而预防脑卒中的发生。查阅国内外相关文献，目前尚未发现确切有效的药物，直接干预手段迄今为止比较肯定的方法只有小剂量阿司匹林，但对于糖尿病导致的脑血管病变，其作用效果不甚理想。我们前期通过大量临床研究发现，在中医辨证论治理论指导下，选择合适的中药直接干预，对于预防及治疗脑内微小病变进而预防脑卒中有良好的临床疗效。

这些研究为将脑内微小病变的治疗作为脑卒中的一级预防提供了临床依据，但是这些均是建立在大量临床观察及统计基础上的研究，尚缺乏基础实验研究支持。虽然我们在临床治疗过程中发现一些中药合剂对于糖尿病导致的脑内微小病变效果良好，并进行了一系列的临床研究，取得了初步成果，但其治疗糖尿病性脑内微小病变的具体机制及推广应用效果并不能明确。此外，我们查阅大量文献后发现，治疗脑内微小病变，中药及方剂的选择也是百家争鸣，其中糖尿病导致的脑内微小病变的辨证论治更是难点。

二、糖尿病性脑内微小病变病因病理及国内外研究进展

1. **血脑屏障破坏**　Putaala 等的研究发现，糖尿病患者更易出

现小动脉闭塞性脑梗死。微小血管病变是糖尿病动脉粥样硬化的特点，病理表现为血管内皮基底膜糖类沉积，基底膜增厚粗糙，管壁呈脂质透明样变。微血管内皮细胞功能失调，导致微循环障碍，这些都与血脑屏障密切相关。血脑屏障是脑毛细血管阻止某些物质由血液进入脑组织的结构，是血 - 脑、血 - 脑脊液和脑脊液 - 脑三种屏障的总称。能限制血和脑之间物质的自由交换，起到保护脑的作用。糖尿病性脑内微小病变时，血脑屏障的一些微细结构发生变化，使脑组织产生继发性损伤。血脑屏障中的很多因子在脑内微小病变中起到关键作用，后文会详细列举。

2. 糖尿病导致的代谢紊乱　目前的研究发现糖尿病导致的空腹血糖波动、糖化血红蛋白增高及糖尿病病程，糖尿病导致的高血脂、肾功能异常、蛋白尿等代谢紊乱均与脑卒中的风险增加有关。

Tanne 等进行了一项大规模随访研究发现，空腹血糖与脑卒中发生的风险存在着"J"型曲线的关系，当血糖＞ 100mg/dl 时，脑卒中的发生风险随血糖水平升高而逐渐增高，但空腹血糖过低时脑卒中的发生风险也增加，可能是由于低血糖引起反应性交感神经兴奋而导致脑血管痉挛，原有脑动脉硬化的动脉狭窄而引起神经功能损伤。既往动物实验及缺血性卒中临床试验发现，高血糖可使半暗带缩小、梗死体积扩大。

但是进一步研究认为，经过严格控制血糖后，糖尿病患者脑卒中发病率并不比非糖尿病患者高，而另一项 Meta 分析也显示，仅依靠控制血糖并不足以降低脑卒中的风险。长期高血糖会使糖化血红蛋白（glycosylated haemoglobin，HbA1c）升高（能反映近期血糖控制情况），随着糖化血红蛋白水平的升高，脑卒中的风险增高。牛津大学糖尿病与代谢研究中心发现，糖化血红蛋白水平每升高 1% 发生致命性脑卒中的风险增加 1.37 倍。

与此相反，在欧洲一项研究中，并没有发现糖化血红蛋白与脑卒中具有相关性，正如糖尿病患者易合并高血压一样，糖尿病患者高脂血症发生率也高，其脂代谢紊乱加速了血管损伤。糖尿病的阿托伐他汀治疗研究（CARDS），明确指出高脂血症能够促进糖尿病患者脑卒中的发生。另外一项 Meta 分析显示，他汀类药物可使糖尿病患者脑卒中风险显著下降 20%，而在非糖尿病患者这一数据为 16%，可见糖尿病患者从他汀类药物治疗中获益更大，糖尿病患者的降脂治疗也更为重要。

糖尿病患者微量白蛋白尿的发生率为非糖尿病患者的两倍之多，这也是缺血性脑卒中的危险因素。而 Yang 等发现，HbA1c ≥ 6.2% 与蛋白尿相互作用，能显著增加脑卒中的风险，但当 HbA1c < 6.2% 时，蛋白尿并不增加脑卒中的风险。另外，最近 Kuwashiro 等的研究也发现，蛋白尿会导致糖尿病患者脑卒中预后不良。

3. 胰岛素抵抗　胰岛素抵抗（insulin resistance，IR）与脑卒中之间有着直接关系。在一项临床研究中，OGTT 实验显示在脑卒中患者中有 60% 存在糖代谢异常或胰岛素抵抗。胰岛素抵抗在分子水平及细胞水平使血管产生病理生理变化，导致动脉粥样硬化，且主要是小血管病变，从而显著增加了糖尿病患者腔隙性脑梗死的发生率。

4. 糖尿病导致的高凝状态

（1）内源性凝血系统改变：糖尿病患者凝血系统处于活化状态，表现为体内抗凝血酶Ⅲ（AT-Ⅲ）含量减少、活性降低，而凝血因子Ⅺ、Ⅷ、Ⅶ、凝血酶原及血管性血友病因子（von Willebrand factor，vWF）均随着血糖水平及胰岛素抵抗程度升高而明显增多。内源性凝血系统激活，导致纤维蛋白酶作用下的凝血因子Ⅰ转化为纤维蛋白增多，继而形成血栓。

（2）纤溶系统的改变：血浆纤溶酶原激活物抑制因子 -1（plaminogen activator inhibitor-1，PAI-1）水平受体内血糖、血脂等代谢调节。糖尿病患者血糖、胰岛素、胰岛素原以及被修饰的脂蛋白升高，血浆 PAI-1 增多，这是糖尿病高凝状态的又一个重要因素。强化血糖控制，能够显著降低血浆 PAI-1 水平。

（3）血小板高反应性：除此之外，糖尿病患者易形成血栓也与血小板的高反应性有关。研究发现，糖尿病患者的糖蛋白Ⅱ b-Ⅲ a（GPⅡ b-Ⅲ a）受体上调，ADP 诱导的血小板聚集性增高，同时糖尿病患者胰岛素水平降低使胰岛素抑制血小板聚集的作用减弱。血栓素 A2（thromboxane A2，TXA2）在糖尿病患者中也增高，可能也促进了血小板的高聚集性。

（4）脑梗死患者的高凝状态：急性脑梗死合并缺氧、酸中毒、细菌感染或休克时可损伤血管内皮细胞，异常激活凝血系统，导致患者凝血功能紊乱。由于凝血物质的过度释放多表现出高凝状态，引起脑组织微循环障碍，加重颅脑损伤，严重影响了患者的预后。血小板活化、凝血系统与纤溶系统失衡是脑血栓形成的主要原因。血浆纤维蛋白原（FIB）水平变化不仅与凝血障碍有关，也是凝血因素中唯一确定的脑梗死发病的独立危险因素。血浆 D-二聚体作为评价凝血/纤溶系统功能较客观的指标在判断血栓形成性疾病中发挥着重要作用。常规单项凝血试验只能部分评价凝血体系，无法真实反映体内出凝血平衡状况。血栓弹力图（TEG）可测定血凝块形成速度、强度以及血凝块稳定性，是一种观察和研究血液凝固状态动态变化的辅助诊断手段，能在短时间内全面反映血液凝固及溶解的全过程，是评价血液高凝状态的一种直观的、较有价值的指标。

三、糖尿病性脑内微小病变分子机制 及国内外研究进展

糖尿病患者血脑屏障的能量和血液供应不足，从而导致微环境缺血缺氧，可能是脑内微小病变的形成原因。

血脑屏障（blood brain barrier，BBB）是脑的毛细血管与神经组织之间存在的一个调节界面，其结构主要有 3 层：脑微血管内皮细胞（brain microvascular endothelial cells，BMECs）、基膜和胶质细胞足突，其中 BMECs 发挥主要作用。血脑屏障功能是否正常，是由脑微血管内皮细胞的化学、物理学特性决定的，内皮细胞在发生炎症、缺血、缺氧和肿瘤等病变时，均可出现血脑屏障异常。

BMECs 不仅是血管内外物质交换和运输的一道通透性屏障，还具有其他多方面的功能，该细胞损伤是发生脑血管意外的病理

基础。如维护 BBB 及充当物质交换屏障，调节血管的收缩和舒张，营养脑与神经组织等。缺血缺氧后，可见 BMECs 肿胀，空泡形成，部分细胞线粒体肿胀或空泡化，自噬体增多，核糖体脱落，甚至细胞核染色质固缩。同时 BMECs 膜蛋白及细胞间紧密连接都会发生变化，BBB 通透性增加，内皮细胞间的紧密连接被破坏，其机制可能是缺氧诱导因子的作用。

缺氧诱导因子 -1α（hypoxia inducible factor-1α，HIF-1α）是迄今为止发现的唯一能在特异性缺氧状态下发挥活性的转录因子，对细胞缺氧起稳定作用，是缺氧或某些氧化应激状态下产生的诱导低氧基因和修复细胞内环境的调节因子，是依赖氧浓度调节的主要因子，对周围氧环境具有较强敏感性。HIF-1α 在哺乳动物和人体广泛存在，直接或间接调节着血管生成、细胞增殖与凋亡、能量调节等众多通路。国内外有诸多学者用不同的研究方法、不同的动物实验证明缺氧时 HIF-1 表达增高。

缺氧诱导因子 1（HIF-1）是由一个 α 亚基和一个 β 亚基组成的异源二聚体，α 亚基为 HIF-1 功能性亚基，对氧敏感，受组织氧浓度等的调节，是主要的调节因子；β 亚基是结构性亚基，在细胞内稳定表达，不受组织氧状态的影响，通过检测 HIF-1α 可判断 HIF-1 的功能情况。HIF-1α 由 826 个氨基酸组成，其 2 个末端是感受缺氧信号的活性调控区域，分别为 C 末端的氧依赖降解结构域（ODDD）和反式激活结构域（TAD-C）及 N 末端的反式激活结构域（TAD-N）。在常氧环境中，其 C 末端 ODDD 上的脯氨酸 402、564 位点被脯氨酸羟化酶羟化后，HIF-1α 与 von Hippel-Lindau 病蛋白（pVHL）结合，导致 HIF-1α 聚泛素化并被降解，而其转录活性受到抑制。在低氧环境下，脯氨酸羟化酶功能受抑，HIF-1α 与热休克蛋白（HSP）90 结合，转移至细胞核，被磷酸化并与 β 亚基结合形成异源二聚体 HIF-1，在细胞核 P300、环磷酸腺苷反应原件结合蛋白等相关转录辅助激活因子的协同下，与低氧反应原件（HREs）结合，形成转录起始复合物，诱导多种目的基因的表达，包括血管内皮生长因子（vascular endothelial growth factor，VEGF）、内皮素 1、促血红细胞生成素、诱导型一氧化氮合酶（iNOS）、核因子 κB（nuclear factor kappa B，NF-κB）等超过 100 个下游基因的表达。这些基因编码的蛋白参与了血管新生与重塑、神经再生、葡萄糖的转运及酵解、红细胞生成、氧化应激和炎症等多种病理生理过程。

血管内皮生长因子（VEGF）是 HIF-1α 下游编码靶蛋白，可参与神经血管重塑而达到脑保护作用。VEGF 是高度特异的促血管内皮细胞有丝分裂因子和作用较强的血管生成因子，能促进内皮细胞增殖和增加血管通透性；同时有营养神经的作用，VEGF 的表达受多种因素的调控，其中缺氧是最强的调节因子，最近研究发现 VEGF 的表达还和内皮细胞的凋亡有关。

新近研究发现，具有多向转录调节作用的核转录因子 NF-κB 能调节多种抗凋亡基因表达，促进细胞存活。

NO 是血管内皮的舒张因子，在扩张血管的同时，还有抗血小板聚集与黏附的作用，有助于保持微循环通畅。糖尿病患者 NO 产生减少和 NO 代谢受损，导致了内皮依赖的血管舒张功能下降。内皮素是内皮细胞分泌的血管活性肽，为体内最强的缩血管物质，糖尿病患者内皮素较非糖尿病患者增高，而 NO 释放减少，血管收缩因子占优势，导致血小板激活，血管收缩、痉挛，血栓形成。

内皮素（ET）是由内皮细胞产生的缩血管物质，在脑梗死的发病中发挥了重要作用。糖尿病患者血浆 ET 水平明显升高，在出现血管并发症时尤为显著，提示患者在临床尚未出现血管性病变时即已存在内皮功能损害，使其易患血管并发症。糖尿病合并脑梗死患者血浆 ET 水平进一步升高的可能原因包括：①脑缺血后的应激反应使外周血管产生 ET 增加；②脑缺血后中枢神经系统自身合成和释放 ET 增多，且脑血管内皮细胞紧密连接破坏，使脑组织中的 ET 进入血液，导致血浆 ET 水平增高。脑缺血后局部 ET 浓度的升高可使缺血区和周围区侧支血管产生强烈而持久的收缩，从而加重脑组织缺血性损伤，形成恶性循环。另外，ET 还可直接作用于神经细胞，促使细胞外 Ca^{2+} 内流，导致神经细胞内 Ca^{2+} 超载，从而损伤神经细胞。因此，血浆 ET 水平与糖尿病合并脑梗死患者的病情程度密切相关。降钙素基因相关肽

(CGRP)是体内最强的扩血管物质，能拮抗 ET 引起的脑血流下降，使脑血流暂时恢复，对预防缺血损伤有一定的保护作用。在糖尿病患者及糖尿病合并脑动脉粥样硬化的患者中，血浆 CGRP 水平均明显降低。

因此，HIF-1 通路及其因子可能在糖尿病并发脑内微小病变的发病过程中起着举足轻重的作用。

此外，对糖尿病或脑梗死发生均有密切关系的其他基因信号转导通路也已经有一些探索。Joutel 等研究试图在染色体 19q12 寻找引起一种特殊的遗传性脑梗死伴有皮质下梗死和白质脑病的常染色体显性遗传性脑动脉病（CADASIL）的致病基因，在深入进行家系遗传分析和基因克隆后，确认导致 CADASIL 的遗传因素是 Notch3 基因的突变。Anastasi 等发现，在转基因小鼠中，活化的 Notch3 基因的表达能够强化调节性 T 细胞的产生，并保护实验性小鼠自身糖尿病的发生和发展。C-Jun-N 末端激酶（JNK）信号通路与动脉硬化的形成密切相关，在 JNK 信号通路与大脑缺血后的神经元凋亡相关性的研究中，Borsello 等证实一种 JNK 抑制性多肽 D-JNK-1 可以作为有效的神经保护剂，在对实验动物的脑缺血治疗中，它能减少梗死灶，延长治疗时间窗；而 Kaneto 等的实验却发现，在 JNK 信号转导通路中存在着治疗糖尿病和肥胖症的靶位点。在 Notch3 信号通路和 JNK 信号通路中存在着一些影响脑梗死和糖尿病发病的基因分子生物学共性。

四、糖尿病性脑内微小病变大鼠模型

为了进行脑内微小病变的实验研究，需要寻找糖尿病脑内微小病变模型。目前 2 型糖尿病模型主要有自发遗传性动物模型、诱导性动物模型和转基因动物模型。

1. 自发性遗传性 2 型糖尿病动物模型　实验动物未经任何有意识的人工处理，在自然状态下发生以高血糖、胰岛素抵抗为主要特征的糖尿病称为自发性糖尿病。目前用于研究的自发性动物模型有 NSY 小鼠、KKAy 小鼠、肥胖 Zuker 大鼠、黑线仓鼠、GK 大鼠、嗜沙肥鼠和 OLETE 大鼠等。自发性 2 型糖尿病动物因来源相对较少，饲养、繁殖条件要求高，动物昂贵等缺点，限制了其在科学研究中的应用和普及。目前多应用实验性 2 型糖尿病动物模型进行糖尿病防治的相关研究。

2. 诱导性动物模型　用各种物理或化学方法损伤胰或胰岛 B 细胞导致胰岛素缺乏，或用各种拮抗药对抗胰岛素的作用，均可引起实验性糖尿病或实验性高血糖。目前应用最广泛的为胰岛 B 细胞毒剂链脲佐菌素（STZ），STZ 对一定种属的胰岛细胞有选择性破坏作用，进而使动物产生糖尿病。因其对组织毒性小，动物存活率高，成为目前国内外使用较多的制备糖尿病动物模型的方法之一。高苹等用 STZ 结合喂养高热量饲料的方法建立了实验性 2 型糖尿病大鼠模型。赵晓华等用 1%STZ（25mg/kg 体重）给大鼠注射，成功建立 2 型糖尿病模型。孙桂菊等用高能量饲料（标准饲料中添加 10% 的猪油和 10% 植物油），喂养大鼠 4 周后，腹腔注射 30mg/kg STZ 并继续给予高能量饲料 4 周，制备出 2 型糖尿病大鼠模型。赵宝珍等用高脂高糖饲料喂养大鼠 4 周诱导胰岛素抵抗，然后再腹腔注射小剂量 STZ（30mg/kg），制备出 2 型糖尿病模型。大多数学者认为这类模型相对较为可靠、稳定，造模成本比遗传性动物模型低廉，已被广泛应用于糖尿病病理生理机制等方面的实验研究。

3. 转基因动物模型　2 型糖尿病病人及其一级亲属常存在明显的胰岛素抵抗，胰岛素信号转导缺陷是产生胰岛素抵抗的重要机制。随着分子生物学、基因技术的发展及其在科学领域中的应用，胰岛素抵抗的发生机制逐渐得以揭露，但此类科学研究科学性强，所需技术复杂，国内暂无条件普遍开展。

我们的实验根据赵宝珍等改良的 2 型糖尿病动物模型建立方法，选用 Wistar 大鼠，先喂以由普通饲料加蔗糖、淀粉、猪油混制而成高脂高糖饲料，总热量为 44.3kJ/kg[蛋白质 5%、糖类 60%（其中蔗糖为 30%），脂肪 32%（其中猪油为 30%）]，饲养大鼠 4 周诱导胰岛素抵抗，然后给予小剂量 STZ（30mg/kg）腹腔注射，继续高脂高糖饲料喂养诱导成模。在高热量饲料诱导胰岛素抵抗的基础上，以小剂量 STZ 进一步加重胰岛 B 细胞破坏、分泌功能障碍，诱发 2 型糖尿病。文献报道，普通饲料喂养的大鼠注射小剂量 STZ 后不发生糖尿病；只喂以高脂高糖饲料而不注射 STZ，大鼠的血糖一直保持正常；大剂量一次性注射 STZ（≥ 50mg/kg）后再喂以高热量饲料，动物病情加重，迅速死亡。在高热量饲料喂养的基础上给予小剂量 STZ 注射，是形成本实验大鼠的条件。该模型大鼠体质量下降不明显，无明显多饮多食现象，与人类 2 型糖尿病的发病过程和临床表现相似，具有明显的胰岛素抵抗特征，是较合理的 2 型糖尿病模型（图 1-1）。

我们前面分析中提到反复低血糖可加快脑内微小病变发生，利用这一原理，我们给予糖尿病大鼠低血糖处理以加快脑内微小病变的发生，保证成功率。

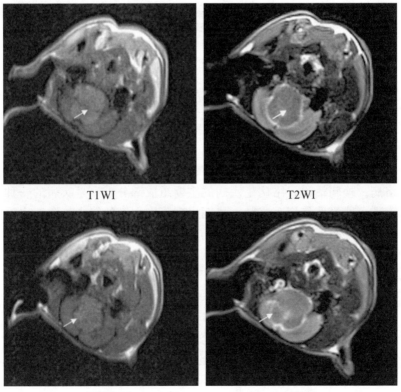

图 1-1　糖尿病大鼠模型的头颅核磁共振表现

五、中医学对于"脑内微小病变"的研究及处理

1. 糖尿病性脑内微小病变与"有形之邪""络病学说"　脑内微小病变，在中医学没有明确记载，但是我们根据其表现形式（在MRI-T2WI上的主要病理变化为自由水和亚急性期血肿，见图1-1），认为其可归属于中医学的"有形之邪"范畴。

中医学一般将有形之邪归纳为瘀血、痰饮、水湿等病理产物，因此微小病变可以理解为痰湿、瘀血等阻滞脑络，导致尚无症状体征的微小"癥瘕"——虽未发生"中风"之"症"，但"已疾"，出现了借助现代医学手段可见的有形之邪。在现代中医学中符合"络病学说"理论。

络者，络脉也。广义的络，包涵"经络"之络、"脉络"之络。经络之络是对经脉支横旁出的分支部分的统称；脉络之络系指血脉的分支部分，经络之络运行经气，脉络之络运行血气。脑络既属经络也属脉络，气血运行其中，其物质基础包括微动脉、毛细血管、后微静脉、毛细淋巴管等微小血管及其功能调节机构。络脉作为机体联系的最广泛的网络通道，任何疾病或其发展到一定程度，都会在络脉上有一定表现。

脑内微小病变作为脑卒中的"初病"也许不显现于外，但随着疾病的发展，或通过经络的广泛网络而弥散扩大，最终表现出络病。换句话说，络病是疾病的重要组成部分，也是疾病的一种表现形式。邪气侵入络脉，早期出现不同程度的络中气滞、血瘀或津凝等病理变化，日久延虚，虚气留滞、血瘀津凝等相互影响，互结互病，积久蕴毒，毒损络脉，败坏形体，加重病情，变生诸病，形成恶性循环。此即叶氏"邪与气血两凝，结聚络脉"之谓也。故糖尿病性脑内微小病变既是一种病理状态也可成为新的致病因素，是恶性循环的中介，也是多种疑难杂症共同的发病环节。因此，对于"脑络病变"，尽管"微小"，我们认为仍应该早期治疗，早期"截断"，防止"脑卒中"的发生。

糖尿病性脑内微小病变，是由长期糖尿病导致的并发症，主要病因为"消渴"，主要病机为本虚标实，本虚在于气阴不足，

阴精亏损，标实在于瘀血阻滞。而糖尿病性脑内微小病变的发展变化，也符合络病以下传变特点。①时间性："久病入络""久痛入络"说明络病的形成具有时间性特点。主要表现在两个方面：一是糖尿病性脑内微小病变的形成往往是一个慢性过程；二是糖尿病性脑内微小病变具有一定的时间节律性。②空间性：络脉是人体的重要生理结构，具有网络层次和空间位置。提示络病具有空间性特点，即糖尿病性脑内微小病变主要是器质性病变。③局部性与广泛性：络病可以是局部病变也可以是全身病变，糖尿病性脑内微小病变为全身性疾病突出地表现在脑络一脏。④功能失常为主导：任何疾病的损害都与营卫气血相关。络病的发生与络脉通行营卫气血的功能密切相关。糖尿病性脑内微小病变既可以是其营卫气血的功能失常，也可以是络脉功能的损害。相对而言，络脉运行营卫气血功能的失常病变应该属于功能性改变。⑤难治性和缠绵性：由于络病具有时间性和器质性病变的特点，决定了糖尿病性脑内微小病变的难治性和缠绵性。⑥进展性："久病入络""久痛入络"提示了络病具有进展性的特点。"久病入络""久痛入络"的病机变化涉及两个方面，即正气与邪气及其相互斗争。在糖尿病性脑内微小病变的发生发展过程中，往往是正气不断损伤，邪气日益炽盛，邪盛正怯，其病为进，显然扶正祛邪可阻断其"入络"。⑦复发性：糖尿病性脑内微小病变一旦形成，必然存在络脉的器质性病变，这些器质性病变往往难以消除，成为络病反复发作的病理基础。提示治疗糖尿病性脑内微小病变应当持之以恒，缓缓图之。因此，虽然脑内微小病变尚无脑卒中先兆的表现，我们在原理上也可以将其视为"中风先兆"的一种无表现型，治疗可以参照"中风先兆"。

2. 糖尿病性脑内微小病变与"截断扭转""养阴截断"学说　姜春华教授在 20 世纪 70 年代末期提出"扭转""截断"学说。所谓截断疗法就是以拦截病势，阻断恶变为目的的治疗方法，它集中反映了中医"审病势，治未病"的学术思想，尤其是对发病具有急、猛、快、多特点的"中风病"的防治上更为重要。这与脑内微小病变"一级预防"学说不谋而合。姜教授认为"截断扭转"与"先证而治"有密切关系。自《黄帝内经》有"上工治未病"之说，继张仲景提出"见肝之病，知肝传脾，当先实脾"的治疗原则，都是十分明确的"先证而治"的思想。先证而治，就是要掌握疾病整个发展过程中的变化规律，料知预后，提前一步，在相应的证出现之前预先落实截治措施。

追溯治疗"中风病""截断扭转"理论源流，有关阴精亏虚与中风先兆的关系，明代张景岳在《景岳全书·非风》中曾指出："……多以素不能慎，或七情内伤，或酒色过度，先伤五脏之真阴。"其病机为"阴亏于前，而阳损于后；阴陷于下，而阳泛于上，以致阴阳相失，精气不交，所以忽而昏愦，卒然仆倒……"此后，叶天士承前启后进一步阐明了肾精亏虚、收纳无权是中风先兆致病因素之一。他说："肾阴弱，收纳无权，肝阳炽，虚风蒙窍。"又说："精血衰耗，水不涵木，木少滋荣，故肝阳偏亢。"进一步导致"内风旋动"，其表现为上实（脉弦动、眩晕、耳聋）、下虚（下肢无力）等肾虚欲仆之症。针对这一病理特点，叶天士采用填补真阴法来截断中风的发生，既可补其不足，又可截断病变之发展，疗效显著。叶天士在《临证指南医案·中风》32 案中有关中风先兆的医案就有 5 案。这是叶天士继《黄帝内经》《难经》《伤寒论》之后，运用中医"治未病"这一最高治疗原则，采用"养阴截断疗法"，论治中风先兆的独特经验。实践证明，叶天士对中风先兆的防治经验至今对预防中风仍有较高的实用价值。这与我们研究的糖尿病性脑内微小病变、糖尿病体质的病人阴精多不足的理论吻合。

3. 中医对糖尿病脑病症状的认识　虽然中医文献对糖尿病脑内微小病变无确切的记载和专门的病名，但其临床表现可归属于"眩晕""中风先兆"等。

《易》曰"挠万物者，莫疾乎风"。若感之浅者，留于肌肤；感之深者，达于骨髓。盖祸患之机，藏于细微，非常人之豫见，及其至也，虽智者不能善其后。是以圣人之教下，皆谓之虚邪贼风，避之有时。

早在《黄帝内经》时期就有记载中风病前有"微风"发生，《素问·调经论》中有云"形有余则腹胀,泾溲不利,不足则四肢不用。血气未并,五藏安定,肌肉蠕动,命曰微风"。外感邪风,乘气血亏虚入中肢体经络,导致肌肉蠕动,或可发展为肢体不用、半身不遂。

《金匮要略·中风历节病脉证并治第五》中首次提出"中风"的病名,将中风分为中经、中络、中脏、中腑:"夫风之为病,当半身不遂,或但臂不遂者,此为痹。脉微而数,中风使然……邪在于络,肌肤不仁;邪在于经,即重不胜;邪入于府,即不识人;邪入于藏,舌即难言,口吐涎。"后世将中风病分为中经络、中脏腑就是由此而来。

隋代巢元方在《诸病源候论》卷一"风病诸候"单列五十九章节论述风病,对中风类似疾病的记载十分丰富。中风可引起语言不利,如"风口噤候""风舌强不得语候""风失音不语候""风口候";中风可引起肢体不利,如"风痉候""风角弓反张候""偏枯候""风四肢拘挛不得屈伸候""风身体手足不随候""风湿痹身体手足不随候""风痹手足不随候""风半身不随候"……书中虽然没有明确提出中风先兆,但对中风做了详细分类,也有较多症状的描述,如第十九偏风候"其状,或不知痛痒,或缓纵,或痹痛是也"与现代医学中风先兆有相似之处。

唐代孙思邈对中风的认识从外风立论,《千金要方·治诸风方》"风邪客于肌肤,虚痒成风疹瘙疮,风邪入深,寒热相搏则肉枯,邪客半身入深,真气去则偏枯"。外邪是中风病主要原因,"肉枯"等正气不足为外邪入里根本原因,在早期症状上发现"觉肌肉中如刺""目目瞤动"等与中风病发生有密切相关,并早期干预以预防中风病发生。

刘完素在《素问病机气宜保命集》中提到"故中风者,俱有先兆之征,凡人如觉大拇指及次指麻木不仁,或手足不用,或肌肉蠕动者,三年内必有大风之至。"《黄帝内经》有云:"肌肉蠕动,命曰微风。宜先服八风散、愈风汤、天麻丸各一料为效,故手大指、次指,手太阴、阳明经,风多著此经也,先服风湿涤热之剂、辛凉之药,治内外之邪。是以圣人治未病,不治已病。又曰善治者治皮毛，是止于萌芽也。故初成者获愈，固久者伐形，是治病之先也"。此时期李东垣也提出脾胃气虚可引发中风病，"中风者，非外来风邪，乃本气病也，凡人年逾四旬，气衰者多，有此疾，壮岁之际，无有也。若肥盛则间有之，亦形盛气衰者如此。中脉则口眼㖞斜，中腑则肢节废，中脏则性命危及。"认为中风病有轻重之分。张景岳提出"至于中年之外，多见眩仆卒倒等……即小中风也"。罗天益认为"凡人初觉大指次指麻木不仁或不用者，三年内有中风之疾也"。可见古代医家认为中风先兆是小范围肢体麻木、肌肉蠕动、眩晕等表现。

清代王清任所著《医林改错》下卷则专著一节描述"记未病以前之形状"，书中提到患者在出现在半身不遂症状之前，已有一些细微症状可寻，并进行了详细描述。①"每治此症，愈后问及未病以前之形状，有云偶尔一阵头晕者，有头无故一阵发沉者，有耳内无故一阵风响者，有耳内无故一阵蝉鸣者，有下眼皮长跳动者，有一眼渐渐小者，有无故一阵眼睛发直者，有眼前长见旋风者，有长向鼻中钻冷气者，有上嘴唇一阵跳动者，有上下嘴唇相凑发紧者，有睡卧口流涎沫者。"中华中医药学会脑病学会认为本组见证较多但频度发作不高，可能与定位于大脑皮质的微小细络较易代偿有关。②"有平素聪明忽然无记性者，有忽然说话少头无尾语无伦次者，有无故一阵气喘者。"这是王清任对未病之前患者语言记忆改变的第二组描述。③"有一手长战者，有两手长战者，有手无名指每日有一时屈而不伸者，有手大指无故自动者，有胳膊无故发麻者，有腿无故发麻者，有肌肉无故跳动者，有手指甲缝一阵阵出冷气者，有脚指甲缝一阵阵出冷气者，有两腿膝缝出冷气者，有脚孤拐骨一阵发软向外棱倒者，有腿无故抽筋者，有脚趾无故抽筋者，有行走两腿如拌蒜者。"这是王清任对未病之前患者肢体感觉异常的第三组描述。④"有心口一阵气堵者，有心口一阵发空气不接者，有心口一阵发忙者，有头项无故一阵发直者，有睡卧自觉身子沉者，皆是元气渐亏之症。"这是王清任对未病之前患者心胸感觉异常的第四组描述，此组症状与颈动脉、冠状动脉有瘀浊稽留相关，医者尤应重视预防调摄而治未病。⑤ "因不痛不痒，无寒无热，无碍饮食起居，人最易于疏忽。"这是王清任对未病之前症状的第五组描述，并提醒人们这些症状最易疏忽。

张锡纯基于病因病机的不同，将中风病分为脑充血和脑贫血。他对脑贫血的认识继承了《黄帝内经》中"上气不充，脑为之不满，耳为之苦鸣，头为之倾，目为之眩"的理论，认为脑贫血是"宗气不能贯注心脉助血上升，脑中气血皆不足"。脑充血属于《黄帝内经》里的"大厥""暴厥"等，气血并走于上，轻者脑脉气血充盈，可治，重者气血上逆甚，血管破裂，死。张锡纯对中风先兆的化识是以中风病病因病机论，分为虚实之候，丰富了中风先兆的症状，使中医学对中风病的认识、预防日臻完善。

瑞金医院钱岳晟教授指出：中风先兆，除了比较典型的症状容易确定外，出现的征兆可能都不是很明显，比较难判别，需要平时多加关注，尤其是老年人表现精神萎靡不振、老想睡觉或整日昏昏沉沉，性格也一反常态，突然变得沉默寡言、表情淡漠、行动迟缓或多语易躁，都可能是大脑缺血的表现，都要特别当心。一旦出现这种征兆，要正确对待不必紧张，切忌慌乱，及时到医院去诊断和治疗。当然，我们也不必谈"风"色变，草木皆兵，把头晕、手麻、眼花、乏力都认为是中风先兆，应该根据病史和症状，结合实验室检查综合判断来预防中风的发生。

突然发生的眩晕，或发生与平日不同的头痛即头痛突然加重或由间断性头痛变为持续性剧烈头痛；皮肤麻木，突然感到一侧脸部的皮肤或手脚麻木，有的为舌麻、唇麻或一侧上下肢发麻；肢体无力，突然感到一侧肢体无力或活动不灵活，手中握着的物品掉落，时发时停；言语不清，说话时突然出现吐字不清或讲话不利，听起来像"大舌头"现象；晕厥摔倒，突然出现原因不明的跌跤或晕倒；精神改变，短暂的意识丧失，个性的突然改变和短暂的判断或智力障碍；昏睡不醒，长期卧床的病人出现嗜睡状态，即整天的昏昏欲睡；视物不清，突然出现一时性视物不清或自觉眼前一片黑矇，甚至一时性突然失明；恶心吐逆，恶心呕吐或呃逆，或血压波动并伴有头晕、眼花、耳鸣；肢体抽动，一侧或某一肢体不由自主地抽动；鼻孔出血，不明原因的鼻孔出血，尤其是频繁性鼻出血。特别值得提醒的是，上面这些先兆征象并不是要发生"中风"特有的，即还有很多其他疾病也可出现类似症状。因此在出现这些症状时，要及时去医院请医生给予正确的诊断和治疗，千万不能大意。

综上所述，糖尿病性脑内微小病变的治疗宜从"虚、实"两方面入手，扶正祛邪，采用"养阴截断法"。

（1）针对"癥瘕积聚"形成的"脑内微小病变"——"脑络病"，给予活血化瘀、祛痰利湿、消癥通络。以此为基础，我们前期尝试了将脑内微小病变作为"治未病"——脑卒中"一级预防"的客观评价依据。首次采用地龙加桂枝茯苓丸治疗脑内微小病变，干预脑卒中发病（桂枝茯苓丸出自《金匮要略》，原治妇人宿有癥病、瘀留胞室、妊娠胎动不安、漏下不止）。

桂枝茯苓丸由桂枝、茯苓、牡丹皮、白芍、桃仁组成。《本经疏证》云："桂枝利关节，温经通脉……其用之道有六：曰和营，曰通阳，曰利水，曰下气，曰行瘀，曰补中。其功最大，施之最广，无如桂枝汤，则和营其首功也。"所谓桂枝能温通经脉，即是和营、通阳、行瘀等功能的体现。所谓"通阳"，即宣通阳气，因阴血有赖于阳气的推动功能得以运行，亦即调整血液循环的作用。《本经疏证》又云"桂枝能于阴中宣阳"，即入血通阳的意思。方中牡丹皮性味辛寒，本善通血脉中热结，桂枝配牡丹皮，寒温相济，性较平和；且桂枝配芍药调理阴与阳，茯苓配牡丹皮调理气与血。至于桃仁，尤能消散凝血，溶化血块。地龙性寒，味咸，功能通络除痹，主治惊风抽搐、半身不遂等。现代药理实验及临床研究发现，桂枝茯苓丸可抑制动脉粥样硬化的形成，改善脑梗死患者的缺血损伤，降低血液黏稠度，降低纤维蛋白原浓度，抗血小板聚集。地龙具有溶解血栓、激活纤溶酶原、抑制血小板聚集、降低血脂等作用。许多临床研究结果也显示地龙治疗脑卒中有效。我们利用其消癥通络的作用机制，将其应用于脑内微小病变并取得了良好的疗效。

（2）针对长期致病因素——"糖尿病"，采用益气养阴扶正

之法。我们的一项先期研究表明，建立在"络病学说"基础上的
益气养阴活血方治疗糖尿病及其神经并发症具有良好疗效。我们
认为，糖尿病导致的脑内微小病变，其病因为"消渴"，主要病
机为本虚标实，本虚在于气阴不足、标实在于瘀血阻滞，因虚致瘀，
血瘀又是诱发和加快本病发展的病理基础，因此治疗应以益气养
阴为主，活血散结为辅。

　　益气养阴活血方中，黄芪、山药、丹参是常用中药。其中黄
芪味甘，性微温。针对糖尿病并发症的"本虚"病机，具有益气
养元、扶正祛邪、补气升阳、通经脉的功效。临床及药理研究表明，
黄芪具有调节内皮细胞一氧化氮水平，调节血管生长因子血管内
皮生长因子（VEGF）表达，降糖及抗脂质过氧化的作用。丹参
味微苦，性微寒。针对糖尿病并发症，具有活血化瘀、通利经络
的作用。现代研究表明，它具有调节细胞 VEGF 表达，抗内皮细
胞凋亡的作用，此外还具有一定降血糖作用。山药味甘，性平。
具有益气养阴的作用。现代药理研究也表明山药具有滋补、降血
糖等重要作用。我们先期临床和动物实验研究发现以黄芪、山药、
丹参为君药的方剂能改善糖尿病的周围神经症状；体外实验也发
现黄芪、丹参对内皮细胞损伤有保护作用；根据"异病同治"的
原则，我们以黄芪、丹参、山药组成的"益气养阴活血方"治疗
糖尿病引起的脑微小血管病变取得了良好疗效。总之，经过长期
临床及经验的总结，并查阅大量中西医文献，我们认为"养阴截
断法"（黄芪、丹参、山药、地龙、桂枝、茯苓、牡丹皮、桃仁、
赤芍）对于治疗"糖尿病性脑内微小病变"效果显著——给予"益
气养阴活血方"益气养阴活血治本，加上"桂枝茯苓丸＋地龙"
消癥通络，"截断""脑络病变"有良好应用前景。

第二节　做好一级预防

　　糖尿病是脑卒中与脑内微小病变的共同危险因素，预防脑内
微小病变可以作为脑卒中的"一级预防"的内容及"预知因子"。
这些认识符合中医学一直提倡的"未病先防，既病防变"理论。

糖尿病性脑血管病也是难治难防的疾病之一，糖尿病并发的脑内微小病变西医治疗效果不佳，而中医治疗起效的具体作用机制尚不明确；对于中药及方剂的选择也是百家争鸣，其辨证论治更是难点。基于这样的现状，充分发挥中医优势与特色，结合传统中医"络病学说"及"截断扭转"等理论，积极开展预防，采取一系列的预防治疗措施非常有必要。

脑卒中是全球最常见的疾病，是最主要的致死病因之一，亦是最主要的疾病负担。我国是脑卒中高发国家之一，且患病率以每年 8.7% 的速率上升，病死率约 30%，生存者也可能伴有偏瘫、失语等残障。目前糖尿病引起的脑血管病已成为危害我国中老年人身体健康和生命安全的主要疾病。城市居民脑血管病死亡已上升至死亡原因的第一或二位，农村地区在 20 世纪 90 年代初脑血管病死亡列第三位，90 年代后期升至第二位。全国每年新发脑卒中约 200 万人；每年死于脑血管病约 150 万人；存活的患者数（包括已痊愈者）600 万～700 万。目前，糖尿病合并脑卒中的高发病率，造成我国每年支出接近 200 亿元人民币，给国家和众多家庭造成沉重的经济负担，严重阻碍了我国的经济建设和社会发展。在这种严峻的形势下，发挥中医药优势，建立和推广一个有效的、安全的脑卒中一级预防模式，是我国经济建设和社会发展的需要。

一、规范一级预防　降低发病率

糖尿病性脑血管病的一级预防是指通过早期改变不健康的生活方式、积极主动地控制血糖及其他各种危险因素，从而达到使糖尿病患者脑卒中不发生或推迟发病的目的。从流行病学角度看，只有一级预防才能降低疾病的人群发病率。

自 20 世纪 80 年代中期以来，人们逐渐认识到制定临床实践指南是规范临床实践、提高医疗服务质量的有效措施。为此，许多国家和组织已经着手关于脑血管病治疗标准化建议的相关工作，先后出版了一系列脑血管病实施指南。其中影响较广泛的有WHO 1989 年制定的卒中预防、诊断和治疗建议，1994 年美国心脏病学会出版的脑血管病治疗指南，2000 年英国出版的国家脑血管病指南以及 2001 年的欧洲卒中治疗建议，2003 年美国卒中协会提出的《缺血性脑卒中患者的早期处理指南》、2004 年日本的《脑卒中治疗指导原则》。这些指南均对脑卒中的一级预防给出了较规范的干预模式。2010 年 12 月美国心脏协会 / 美国卒中协会（AHA/ASA）在 Stroke 上发表了新版脑卒中一级预防指南。该指南综述了自 2006 年至 2009 年 4 月发表的文献，对 2006 年发表的一级预防指南进行了全面修订。2006 年旧版指南着重于缺血性卒中的预防，而 2010 年新版指南包括内容更加广泛，新增加了出血性卒中的预防，并将重点放在以患者为本的个体化卒中预防。新版指南首次增加了改善卒中预防策略依从性方面的相关内容，指出目前还需要大量的研究来完善卒中的预防方案，这一方案不仅包括确定卒中的高危人群，更应包括寻找能够促进及评估指南依从性的工具。

在脑卒中一级预防上，我国于 2005 年发布《中国脑血管病防治指南（第一版）》，并向全国推广使用，其中包括脑血管病的一级预防建议。2010 年对第一版指南进行了修订，以循证医学为依据，在推荐意见中增加了推荐级别和证据级别。修订版指南不仅丰富并更新了原指南中所包括的危险因素，如高血压、心脏病、糖尿病、血脂异常、吸烟、饮酒、颈动脉狭窄、肥胖、高同型半胱氨酸血症、代谢综合征、缺乏体力活动、饮食和营养不合理等，还增加了心房颤动、绝经后激素疗法、睡眠呼吸紊乱、高凝状态、炎症及抗血小板药物（阿司匹林）在一级预防中的应用等新的内容。其主要干预措施是对与脑血管病相关的危险因素进行干预和管理，在医院和社区进行健康教育，利用大众媒体广泛宣教，使民众了解脑血管病的严重危害，引起其足够的重视，进而主动预防；告诉人们脑血管病发病的主要危险因素和诱发因素，并知道如何预防，以及发生脑卒中后应该如何应对这三方面为主要内容。

糖尿病是脑血管病的重要危险因素。流行病学研究表明，在糖尿病高发的欧美国家，糖尿病是缺血性卒中的独立危险因素，2 型糖尿病患者发生卒中的危险性增加 2 倍。1999 年国内有研究通过对 923 例糖尿病患者 1 ：1 配对研究，分析调查脑血管病的危险因素，发现糖尿病使脑卒中的患病危险增加 2.6 倍，其中缺血性卒中的危险比对照组增加 3.6 倍。脑血管病的病情轻重和预后与糖尿病患者的血糖水平以及病情控制程度有关，因此，应重视对糖尿病的预防和控制。美国短暂性脑缺血发作（TIA）防治指南建议：空腹血糖应 < 7mmol/L（126mg/dl），必要时可通过控制饮食、口服降糖药物或使用胰岛素控制高血糖。

对于糖尿病患者控制血糖以降低脑血管病发生风险的建议如下。

1. 有心脑血管病危险因素的人应定期检测血糖，必要时测定糖化血红蛋白（HbA1c）和糖化血浆白蛋白。糖尿病的诊断标准同中国糖尿病防治指南一致（表 1-1、表 1-2）。

表 1-1　糖尿病诊断标准（中国糖尿病防治指南 -2003）

1. 糖尿病症状 + 任意时间血浆葡萄糖水平 ≥ 11.1mmol/L（200mg/dl）或

2. 空腹血浆葡萄糖（FPG）水平 ≥ 7.0mmol/L（126mg/dl）或

3. OGTT 试验中，2hPG 水平 ≥ 11.1mmol/L（200mg/dl）

表 1-2　糖尿病及 IGT/IFG 的血糖诊断标准（中国糖尿病防治指南 -2003）

分类	全血		血浆
	静脉	毛细血管	静脉
糖尿病			
空腹	≥ 6.1（≥ 110）	≥ 6.1（≥ 110）	≥ 7.0（≥ 126）
或负荷后 2 小时	≥ 10.0（≥ 180）	≥ 11.1（≥ 200）	≥ 11.1（≥ 200）
糖耐量受损（IGT）			
空腹（如行检测）	< 6.1（110）	< 6.1（< 110）	< 7.0（< 126）
及负荷后 2 小时	≥ 6.7（≥ 120）	≥ 7.8（≥ 140）	≥ 7.8（≥ 140）
	～< 10.0（< 180）	～< 11.1（< 200）	～< 11.1（< 200）
空腹血糖受损（IFG）			
空腹	≥ 5.6（≥ 100）	≥ 5.6（≥ 100）	≥ 6.1（≥ 110）
及负荷后 2 小时	< 6.1（< 110）	< 6.1（< 110）	< 7.0（< 126）
（如行检测）	～< 6.7（< 120）	～< 7.8（< 140）	～< 7.8（< 140）
正常			
空腹	< 5.6（< 100）	< 5.6（< 100）	< 6.1（< 110）
负荷后 2 小时	< 6.7（< 120）	< 7.8（< 140）	< 7.8（< 140）

注：血糖浓度 mmol/L（mg/dl）

2. 糖尿病患者应首先控制饮食、加强体育锻炼，2～3 个月后血糖控制仍不满意者，应选用口服降糖药或使用胰岛素治疗。糖尿病的控制目标见表 1-3。

表 1-3　糖尿病的控制目标（亚洲 - 太平洋地区 2 型糖尿病政策组）

项目		理想	良好	差
血糖 (mmol/L)	空腹	4.4～6.1	≤ 7.0	> 7.0
	非空腹	4.4～8.0	≤ 10.0	> 10.0
HbA1c (%)		< 6.5	6.5～7.5	> 7.5
血压 (mmHg)		< 130/80	> 130/80～< 140/90	≥ 140/90
BMI (kg/m^2)	男性	< 25	< 27	≥ 27
	女性	< 24	< 26	≥ 26
TC (mmol/L)		< 4.5	≥ 4.5	≥ 6.0
HDL-C (mmol/L)		> 1.1	1.1～0.9	< 0.9
TG (mmol/L)		< 1.5	1.5～2.2	≥ 2.2
LDL-C (mmol/L)		< 2.6	2.6～3.3	≥ 3.3

3. 糖尿病患者更应积极治疗高血压、控制体质量和降低胆固醇水平。

二、糖尿病性脑内微小病变与脑梗死发病相关

近年来，包括脑小血管病（CSVD）在内的脑内微小病变备受关注。日本脑健康检查学会特别将包括扩大的血管周围间隙在内的脑内微小病变写入 2008 版的脑健康检查指南中。欧洲心脏病协会（ESC）自 2008 年"小血管病引发大麻烦"的论点被提出后，CSVD 越来越受到重视。在西方国家 CSVD 占所有缺血性卒中病因的 25% 左右，而我国高达 46%。2013 年，我国脑小血管病诊治专家共识组发表了《中国脑小血管病诊治专家共识》是对近年来国内外关于脑小血管病研究成果的总结。其中，关于血管周围间隙的扩大和微小出血（CMB），虽然也认为它与血压相关，但是否是临床治疗的靶点或仅是 CSVD 的影像学标志尚不确定，仍需进一步研究。

脑内微小病变的提出源于扩大的血管周围间隙（Virchow-

Robin space，VRS），其仅有影像学表现而无相应的临床症状和体征，诊断主要依据日本厚生省《关于无症状性脑血管障碍的病态与对策》制定的扩大的血管周围间隙的诊断标准。既往认为VRS的病理表现主要是血管周围间隙的扩大及粗疏化。近年来，有学者从解剖学和病理学研究发现，VRS常分布于动脉穿通支经过处，最常见于前穿质、基底节、皮质下白质、脑干和海马回等部位。对脑血管病（MRI 上 T2WI 呈现高信号的直径 3mm 以下的病变）死亡者的尸体解剖发现，在基底节上 2/3 和丘脑部位被认为是 VRS 的微小病变中，只有 19% 表现为与脑脊液相同的信号，其余均表现为比脑脊液高的信号，在病理学上包括梗死灶、陈旧性出血灶、血管周围间隙，或伴有脱髓鞘、神经胶质化、纤维化、细胞浸润等病变。还有学者对 VRS 的临床意义进行了探索。Heier 等回顾分析了 816 例行头颅 MRI 检查者的结果，存在 VRS 扩大者占 38%，其中有 85% 在 41 岁以上；多元回归分析表明，VRS 主要与年龄、高血压、痴呆、伴随的白质病变等有关。有学者认为，VRS 是老年人脑内小血管病变的影像学标识之一，其中基底节部位的 VRS 与无症状的腔隙性脑梗死相关。

由此可见，影像学上称之为 VRS 的表现，不仅仅是一种随着年龄增长所产生的血管周围间隙的扩大及粗疏化，而是具有临床意义的病变，因此我们称之为脑内微小病变。我们的前期研究也证明了脑内微小病变与血管性危险因素相关，是脑梗死发病的预知因子。

三、中医药干预糖尿病性脑内微小病变更具优势

目前，尽管国内外专业人士都认识到了糖尿病性脑内微小病变对于脑卒中发病的重要意义，但是对于它的干预也只是从危险因素入手进行一些间接干预，直接干预手段迄今为止比较肯定方法的只有小剂量阿司匹林及控制血糖，但作用有限。我们发挥中医药优势，做了一些直接干预的工作，并取得一些成果。

现代医学认为，T2WI 高信号的主要病理变化为游离水（H+）和亚急性期血肿，可归属于中医学的有形之邪范畴。中医学一般

将有形之邪归纳为瘀血、痰饮、水湿等病理产物，因此微小病变可以理解为痰湿瘀血阻滞脑络，导致尚无症状体征的微小"癥瘕"。基于这个理念，我们采用桂枝茯苓丸加地龙加减治疗糖尿病性脑内微小病变，取得一定疗效。同时对减少或延缓脑梗死发病也有一定效果。

四、建立可推广的中医药预防脑卒中干预模式

我们的前期工作证明采用中医药预防脑卒中的干预模式可行，且可以推广。我国有着得天独厚的丰富的中医药资源和群众基础，利用好这个资源，推广中医药预防脑卒中发病的模式很有必要，也是中医界责无旁贷的责任。

因此我们希望：①创建中药治疗脑内微小病变的规范治疗模式，即脑健康检查—微小病变检出—中医药干预中风发病的社区模式。将脑健康检查作为预防中风的手段之一，应用于临床和社区。②建立患者数据库，做到个性化治疗及终身随访。③将现代医学手段 MRI 检查发现的无症状脑内微小病变作为衡量中药预防脑梗死效果的客观评价指标，是中医学"治未病"的客观依据的新尝试。④对于已经形成的脑内微小病变，给予相应的中医药治疗。

第三节　一级预防如何实施

中华民族几千年来始终重视疾病的预防。中医学"治未病"思想发源于《黄帝内经》，迄今已有两千多年的历史，是中国传统健康文化的核心理念之一，是中医学重要的思想。《黄帝内经·素问·四气调神大论篇》谓："圣人不治已病治未病，不治已乱治未乱，此之谓也。夫病已成而后药之，乱已成而后治之，譬犹渴而穿井，斗而铸锥，不亦晚乎。"所谓"未病"原是指"已疾之后、未病之先"。现在被大多数人理解为"没病"，其实不然。"未病"有三层含义：其一为未患病——健康的状态；其二为邪伏而未发病——潜伏的状态；其三为疾病进程中邪气积累将要发病——亚健康的状态。

"治未病"也有四层含义：一是未病先防，即通过养生之术预防疾病的发生；及将病防发，即通过治疗邪伏未发之"将病"状态，防止疾病的形成；二是已病早治，即通过先进手段及早发现疾病，及早治疗；三是既病防变，即对已发之病及早有效地治疗，防止疾病进一步发展恶化；四是瘥后防复，即病愈之后调护养生，控制危险因素，防止复发。所以"治未病"思想包括四个层面：未病先防、已病早治、既病防变、瘥后防复。

1996 年世界卫生组织在《迎接 21 世纪挑战》报告中指出："21世纪的医学，不应继续以疾病为主要研究对象，而应将人类健康作为医学研究的主要方向。"提倡将医学的重心从"治已病"向"治未病"转移。在全国首届"治未病"高峰论坛启动仪式上，原国务院副总理吴仪发表讲话，指出要通过实施"治未病"健康工程，探索构建中医特色预防保健服务体系思路和模式，进一步推动"治未病"工作广泛深入地开展，促进中医药在中国特色医药卫生事业中更好地发挥作用。这些足以看出国家对"治未病"的重视。

随着生活水平的提高，定期体检的理念已被普遍接受，但脑健康检查远未受到应有重视。糖尿病患者脑健康检查及管理是评估糖尿病患者首发脑卒中的风险并控制危险因素以降低其风险，是预防糖尿病性脑卒中的重要手段之一。

一、脑健康检查人群

脑健康检查是指为了早期发现和预防脑及脑血管疾病，采用核磁共振成像等进行的一系列检查。与一般体检项目有所不同，它针对可能发生的脑部疾病，对于脑部的检查比一般体检更加细致，目的是早期发现尚无症状的病灶和脑血管病的危险因子，从而针对发现的问题进行早期治疗。

脑健康管理是指使脑保持健康状态的积极措施，包括生活习惯、营养、运动等方面的调整。

根据目前的临床经验与我国国情，糖尿病患者有以下症状者应及早进行脑健康检查。

1.年龄 40 岁以上糖尿病患者，尤其是高龄者。年龄是脑血管病的危险因素，又是不可抗拒的。

2.自我感觉处于"亚健康"状态的糖尿病患者。亚健康状态，又称次健康状态或第三状态，是人体处于非病非健康、有可能趋向疾病的状态，很大部分是慢性病的潜伏期。亚健康状态通常表现为：情绪低落、心情烦躁、忧郁、焦虑、失眠、精神不振、易患感冒等症状。

亚健康状态可由心理和生理等多重因素所致，如精力透支、自我污染和自我消耗等一系列违反人体科学规律的不良生活方式等。据国内近万人次的调查报告，超出半数的人群处于亚健康状态，其中沿海城市的亚健康人群比例高于内地，城市中知识分子、企业管理人员比例高于一般人群。亚健康状态容易导致肿瘤、心脑血管疾病、呼吸及消化系统疾病和代谢性疾病，也应引起高度重视。

3.有脑血管病危险因素者，如高血压、冠状动脉疾病、心房颤动、糖尿病、高脂血症、肥胖、短暂性脑缺血发作（小中风）以及长期吸烟、饮酒者等。这些是重点人群，强烈建议每年做一次脑健康检查。

4.有肢体无力或麻木（即使时间短暂）者；头痛、头晕及耳鸣者；情绪不佳、睡眠不良者。这些症状有可能是脑血管疾病所致。

5.记忆力下降或一过性健忘者。

6.一过性黑矇者。黑矇是视力受损的症状，表现为眼睛看到的景象变得很暗，甚至暗得一片漆黑，以至于看不见东西。一过性黑矇指黑矇只维持很短时间又恢复正常，就是视野突然变暗，什么都看不见，短时间甚至几秒内恢复正常。常常是眼缺血综合征的首发症状。这种症状大多是因眼动脉血流量减少，微小血栓通过视网膜动脉引起的。眼动脉是颈内动脉的第一条分支，对颈动脉硬化、狭窄、缺血最为敏感。黑矇也可见于脑部实质病变、脑血管疾病，或是全身疾病引起的脑部血供异常。

7.有颈椎病者，也会引起脑血管疾病。

8.有脑血管病家族史者以及关注自己脑健康状况者。

二、糖尿病性脑健康检查项目

（一）病史及一般项目

1.**既往史**　询问既往有无脑卒中、一过性脑缺血发作、认知功能障碍以及相关的危险因素。既往有脑卒中和一过性脑缺血发作是脑卒中的重要危险因素。根据血管性危险因素必须进行严格的管理和抗血栓治疗。

2.**家族史**　询问有无脑卒中、认知障碍以及其他的脑部疾病家族史。脑卒中特别是蛛网膜下腔出血的家族史也是脑卒中发病的危险因素，在表现为认知障碍的疾病中，家族性阿尔茨海默病和额叶颞叶型认知障碍症等在其家族中也有发病的，所以仔细询问其家族史很重要。常染色体显性遗传性脑动脉病伴皮质下梗死和白质脑病（CADASIL）是由于Notch3遗传基因变异而发生的常染色体显性遗传的脑小血管病，表现为认知障碍症伴有偏头痛和抑郁症、多发性皮质下梗死和脑白质疏松。

3.**生活史**　作为嗜好，要询问吸烟、饮酒、运动等问题。关于吸烟，要询问吸烟年数、每日根数。吸烟是脑梗死的危险因素，每日吸烟根数多者，脑梗死的危险性高。戒烟数年之后，脑梗死的危险性逐渐降低。吸烟也是蛛网膜下腔出血的重要危险因素。关于饮酒，要询问饮酒的种类及饮酒量。饮酒量与脑梗死发病之间呈"U"字型或"V"字型关系。适度饮酒可能对脑梗死有预防作用，但大量饮酒者脑梗死的危险性高。同样，脑出血的危险性也与饮酒量成正比。大量饮酒会使脑梗死和脑出血的危险性增高，因此必须避免。关于运动，要询问运动的种类、频度、累计时间。步行和体操等有氧运动可使脑卒中的危险性降低，运动对于改善高血压、糖尿病、高脂血症、肥胖等脑卒中危险因素都有效。

（二）危险因素

1.**询问相关病史**　作为危险因素，仔细询问有无高血压、糖尿病、高脂血症病史及其详细情况，这些对于评价脑卒中的危险性是不可缺少的。

2. 神经学查体　进行包括 12 对脑神经、运动系统、感觉系统、反射、协调运动、起立、步行等项目的神经学检查。即使既往没有脑卒中及一过性脑缺血发作，也可能发现神经学检查异常。

3. 一般项目　包括身高、体质量、腹围、血压、脉搏的测定，身体指数（BMI）大家已不陌生，需要注意的是腹围是内脏脂肪蓄积的指标。

4. 颈部血管杂音和心脏杂音听诊　用听诊器听颈部血管杂音和心脏杂音可以筛查患者是否有颈动脉病变和心脏瓣膜病等危险因素，对于发现无症状性脑梗死也有一定帮助。

（三）血液、小便、生化学检查

1. 必查项目　血常规（白细胞、红细胞、血红蛋白、血小板），尿常规（蛋白质、尿糖、潜血），血液生化学检查（空腹时的总蛋白、白蛋白、血糖、HbA1c、总胆固醇、高密度脂蛋白、低密度脂蛋白、三酰甘油、尿酸、尿素氮、肌酐）。

（1）高脂血症。高脂血症特别是高低密度脂蛋白血症是脑梗死的危险因素，饮食和运动等生活习惯的纠正是必须的，仅仅改善生活习惯不能完全达标的情况下要使用他汀类药物进行治疗。到现在为止的研究证实，他汀类可以使脑卒中的危险性降低 20% 以上。

（2）肾小球滤过率（estimated glomerular filtration rate）计算（eGFR）。可以从肌酐用公式换算 eGFR 小于 60ml/（min·1.73m³）被定义为慢性肾病（CKD），是脑卒中的独立的很强的危险因素。CKD 患者的脑卒中预防，包括饮食、运动、禁烟在内的生活习惯改善，并存的危险因子（高血压、糖尿病、脂质异常、代谢综合征）的管理是很有必要的。血压必须控制在 130/80mmHg 以下。推荐采用对肾脏有保护作用的降压药，如肾素血管紧张素抑制药。

2. 选择项目　纤维蛋白原、同型半胱氨酸、载脂蛋白（a）、超敏 CRP、血清脂蛋白残粒（RLP）、纤溶酶原激活物抑制物 1（PAI-1）、抗磷脂抗体等。

纤维蛋白原、同型半胱氨酸、载脂蛋白 a 增高是脑梗死的危险因素，这一点已被许多临床研究所证实。高纤维蛋白原血症被确立是脑梗死的独立危险因素。高同型半胱氨酸血症也是脑梗死的独立危险因素，因而对同型半胱氨酸高的脑梗死患者推荐使用安全性高又便宜的维生素 B_6、维生素 B_{12} 和叶酸。但是尚未证实同型半胱氨酸的降低对脑梗死再发是否有预防效果。高载脂蛋白 a 血症虽然是冠状动脉疾病的危险因素，但是前瞻性队列研究对于它是否是脑梗死的独立性危险因素尚未取得共识。

作为炎症标志物的超敏 CRP 对于评价包括脑卒中在内的心血管事件的危险性的评估是有用的。血清脂蛋白残粒（RLP）和纤溶酶原激活物抑制物 1（PAI-1），近年来作为代谢综合征的生物学标志物也被引起关注。

超敏 CRP 以外的炎症标志物有白介素 -6（IL-6）、肿瘤坏死因子 - α（TNFα）、单核细胞趋化因子 -1（MCP-1）、人可溶性白细胞分化抗原 40 配体（CD40L）、髓过氧化物酶（MPO）等。

PAI-1 之外的凝血指标还有作为血小板活化因子的 β 血小板生成素和血小板第Ⅳ因子；作为凝血活性指标的凝血酶抗凝血酶Ⅲ复合物；作为纤溶活化性标志物的 D 型标志物。

抗磷脂抗体综合征（APS）作为青年性脑梗死和原因不明的脑梗死——一过性脑缺血发作的原因，是占比例最高的后天性血液凝固异常。作为 APS 的筛选检查，要测定抗心磷脂抗体（IgG 和 IgM）、狼疮抗凝物（lupus anticoagulant），β₂GPI 抗心磷脂抗体被认为对血栓性疾病的诊断特异性尤其高。

（四）心电图检查

进行安静时的标准 12 导联心电图检查。

心电图检查有无缺血性变化和心律不齐等异常，与脑卒中的危险性相关。心电图的缺血性变化和左心室肥厚提示冠状动脉硬化和心脏损伤，有研究认为这些表现与脑病变相关，因此可用于评估心血管事件的危险性。心房颤动，占心源性脑栓塞病因的 2/3，随着老年人口基数增加，患病率也逐年增高。有房颤比无房颤者脑卒中的危险性增高 4 ～ 7 倍，死亡率也增高 2 倍。房颤患者治疗方案的选择可参考 CHADS2 评分。所谓 CHADS2 评分，即 Congestive heart failure /left ventricular dysfunction（充血性心力衰竭 / 左心室功能不全）1 分，Hypertension（高血压）1 分，Age ≥ 75 岁（年龄大于等于 75 岁）1 分，Diabetes mellitus（糖尿病）1 分，Stroke/TIA（脑卒中 / 一过性脑缺血发作既往史）2 分，各项相加得分为 CHADS 2 总分值（图 1-3）。使用华法林的标准治疗值是 PT-INR（international normalized ratio）2.0 ～ 3.0，70 岁以上的非瓣膜病性房颤者为避免出血性合并症，建议 INR 控制在 1.6 ～ 2.6。

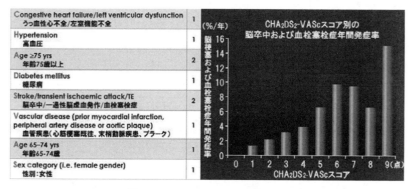

图 1-2　CHADS 2-VASC 评分

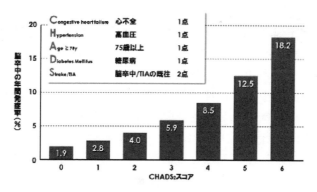

图 1-3　CHADS 2 评分

新型抗凝药（novel oral anticoagulant，NOAC）达比加群酯（dabigatran）、利伐沙班（rivaroxaban）、阿哌沙班（apixaban）作为华法林的替代药也逐渐被应用。有报道认为，NOAC 比华法林引起的颅内出血少。另外，即使 CHADS2 评分是 0 分，也有可能发生脑卒中。为了低危险性分级，临床渐渐使用 CHA2DS2-VASC 评分。该评分把 75 岁以上者增加到 2 分，65—74 岁为 1 分，新增加了血管性疾病和女性，每项都是 1 分，图 1-2。根据日本循环学会修订的指南，CHADS2 评分 1 分时，推荐使用 NOAC，华法林也可考虑使用；2 分以上时，推荐合用 NOAC 和华法林；没有推荐使用阿司匹林。欧洲指南也没有推荐阿司匹林，华法林成为 NOAC 的替代，CHA2DS2-VASC 评分 1 分（除外仅仅女性的 1 分）时也推荐使用抗凝药。

（五）其他检查

作为选择项目，推荐胸部 X 线摄片，脑电图、脑血流图（SPECT），正电子断层扫描（PET），24 小时心电图，心脏超声。

胸部 X 线摄片可以判断有没有心脏扩大和主动脉弓钙化。X 线胸片显示的心脏扩大对于发现心脏的高血压性变化和栓塞源等心脏疾病是有用的。主动脉弓钙化是大血管病变的重要显示。大动脉扩张对发现成为栓塞源的大动脉解离是有意义的。

记录安静时的清醒脑电图，观察睁眼时对 α 波抑制、光刺激和过度换气的反应。

SPECT 是静脉给予标识放射性核素的示踪剂来测定脑血流的一种特殊检查，虽然不推荐作为脑健康检查的常规项目，但是对于认知功能障碍和动态性脑缺血的评价是有用的。另外，三维定位脑表面投影作为客观性描绘脑血流低下部位的计算机控制的自动分析方法，今后有希望在脑健康检查中普及。

近年来，有研究认为 PET 的淀粉样蛋白影像有助于阿尔茨海默病的早期诊断，将来也有希望在脑健康检查中推广应用。

作为突发意识丧失和原因不明的脑梗死——一过性脑缺血发作的进一步检查，为了查明原因，24 小时动态心电图也是必要的。

怀疑心源性脑梗死时，作为进一步的检查，经胸壁心脏超声和经食管心脏超声检查也是必要的。

三、认知功能检查

本人及家属担心有认知障碍来就诊时，在问诊或者影像学检查后对确诊仍有疑问者，建议进行认知功能的筛选检查（MMSE，HDS-R，iPAD 版的 CADi3）。

自觉健忘（主诉主观性的健忘）和主观性的认知功能减退与客观性的记忆力减退和海马等部位脑萎缩有关联。此后，有发展为认知功能障碍和阿尔茨海默症的可能性。即，主观性的健忘和认知功能低下与轻度认知功能障碍（mild cognitive impairment，MCI）有密切关系。MCI 与家族史有关；认知功能不正常而又不够认知功能障碍症的诊断标准的情况也是有的；还有日常生活状态正常，但过分在意自己健忘的人，有研究证实这与强迫性格倾向和抑郁状态有关，所以在 MCI 阶段早期治疗和介入，有可能改善阿尔茨海默病的预后，因此，即使是"主观性"的主诉，也不能轻视。

在脑健康检查中屡屡发现无症状性或者潜在性疾病，即无症状性脑梗死、脑白质病变、脑微小出血（cerebral microbleeds，CMBs）等大多以脑小血管病（small vessel disease）为基础的疾病。脑小血管病变是指细动脉以下的脑小血管的病变，其中，高血压性脑小血管病变占一半以上。其次是粥样硬化性血管病变，发生率也很高。关于这些脑小血管病变与认知功能之间的关系有许多研究资料。从 46 项纵向研究来看，脑白质病变与脑卒中发病、认知功能障碍发病、认知功能低下及死亡率增加都显著相关。关于认知功能障碍，脑白质病变与血管性痴呆和阿尔茨海默病二者都相关，其机制可能是由于大脑白质病变、皮质下神经网络发生病变以及大脑白质病变与阿尔茨海默病之间的相互作用。

另外，关于无症状性脑梗死对于认知功能的影像，有研究认为，腔隙性梗死的病灶数量与执行功能低下显著相关。更进一步的研究显示，新出现的腔隙性梗死与执行功能和精神运动速度的恶化相关。至此，无症状性脑梗死会使记忆之外的认知功能（特别是执行功能与额叶功能）低下，记忆障碍多因阿尔茨海默病，但也与脑梗死相关。

在核磁共振 T2WI 显示脑微小出血（CMBs）和腔隙性脑梗死、大脑白质病变一样，都是脑小血管病变的标志，一般认为，脑叶的 CMBs 与粥样硬化性血管病变相关，大脑深部的 CMBs 与高血压性脑小血管病变相关。在接受脑健康检查的人群中，CMBs 占 7.7%，关于其对认知功能的影响，被认为特别是大脑深部的 CMBs 与认知功能低下相关。同样，有 CMBs 的病例认知处理的速度慢、执行功能也不好，与血管性痴呆有关。另一方面，也有报道认为 CMBs 与记忆以外的认知功能低下相关，以上如果是发生在脑叶的 CMBs 就更加显著。

众所周知，高血压、高脂血症、肥胖、糖尿病等生活习惯性疾病与认知功能低下和老年痴呆症的发病有关，比较新的疾病概念是代谢综合征也被认为与认知功能障碍有关。另外，在晚期肾功能不全以及还没到这一时期的慢性肾病（chronic kidney disease，CKD）的患者中也存在认知功能障碍的相关研究报告。关于代谢综合征和 CKD 中执行功能（额叶功能）障碍，与 MRI 上显示的潜在性脑病变有独立相关性。所以，脑健康检查中认知功能和影像学检查结果需要注意。

静息态功能性核磁共振成像（fMRI）可以显示大脑各个区域内静脉毛细血管中血液氧合状态所起的磁共振信号的微小变化。fMRI 作为无损和动态的探测技术，已日益成为观察大脑活动，进而揭示脑和思维关系的一种重要工具。

近年来，随着静息态 fMRI 研究的进展，评价大脑领域之间的功能性结合成为可能。功能性结合使分离的各领域之间的神经活动的协调程度变得有趣，还可根据调查 BOLD（blood oxygen level dependent）信号经时性变化的相互关系来评价。通常，试验者按照指示在 MRI 装置内闭上眼睛不睡着，同时尽量什么也不想，测量时间是 5～7min。即使在安静的时候，功能相关的复数的大脑领域也进行着协调活动，被称为静息态网络，是脑内领域

的功能性结合性强度的客观指标。由内侧额叶前部、后扣带回 /
楔回前部、外侧顶叶、海马等构成的静息态默认功能网络（default
mode network）和在由前扣带回和岛叶构成的显著性网络（salience
network）中的功能性结合，随着年龄的增长而下降，认知功能
的衰减也与此有关。有报道认为，阿尔茨海默病患者 MCI 默
认功能网络的功能性结合下降，额叶颞叶性认知功能障碍者网
络的功能性结合显著性降低，提示对认知症的早期发现和鉴别
有用（图 1-4）。

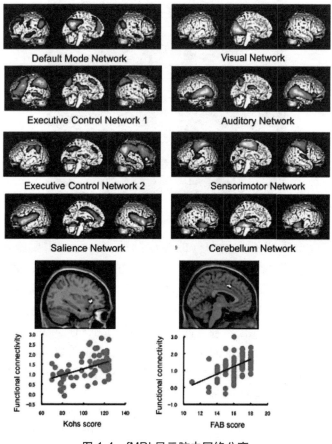

图 1-4　fMRI 显示脑内网络分离

各种各样的采用 MRI 定量性评价脑萎缩的方法也逐渐被开发应用，这有利于对认知功能恶化的预测及痴呆症的鉴别。检查区域除了感兴趣的海马、内嗅皮质区之外，建议加上杏仁核、岛叶扣带回后部、额叶眶面。

另外，近年来，弥散张量成像（disusion-tensor imaging，DTI）的应用，使脑白质构造的评价也变得比较容易进行。DTI 可以定量地评价脑白质的各种病变（图 1-5）。

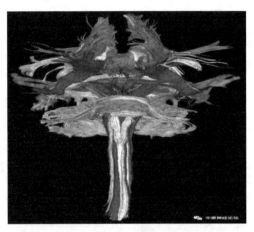

图 1-5　DTI 图像显示脑白质纤维束

该成像方式不只用单一的梯度脉冲，而至少需要施加 6 个非共线方向弥散敏感梯度，最简单的方案就是 X、Y、Z、XY、XZ、YZ 方向。二阶弥散张量为 1 个 3×3 的矩阵，通过被称为相似变换的数学方法，可以消除矩阵内非对角线的各项。这相当于重新设定体素内的 Z 轴方向，以使其位于脑白质束的主要方向。此方向被称为主要本征向量。此方向上的弥散系数被称为主要本征值。除了主要本征向量和本征值外，还在垂直于新的 Z 轴方向（新的 X 轴和 Y 轴）上描述新的本征向量。DTI 技术是研究复杂脑组织结构的一种无创的有力工具，在神经解剖、纤维连接和大脑发育方面应用前景广阔，对于神经系统疾病和脑功能研究有巨大的潜在优势。

在脑健康检查中作为认知功能的筛选检查，30min 左右能够全部完成比较合适。像这样的套餐，比如作为认知功能整体评价的迷你心理状态测试 (mini - mental state examination, MMSE)、修订版长谷川式简易智能评价模式 (HDS - R)、MMSE 和 HDS - R 的合订版，都被推荐。在此基础上可以考虑加上额叶功能检查 [frontal assessment battery (FAB)，Stroop 试验、Trail making 试验二选一，自己填写式的抑郁状态自我评价量表 (Zung 的 self - rating depression scale，SDS) 和干劲动力量表作为一个组合套餐。可以使用电脑或 iPAD 进行认知功能检查 (图 1-6、图 1-7)。

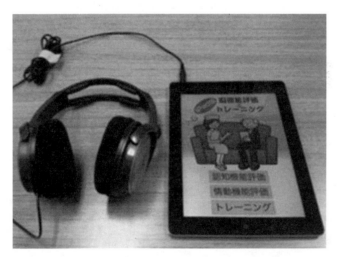

图 1-6　日本开发的 iPAD 版认知功能和痴呆评价

抑郁症状和冷漠等症状常常与认知功能障碍及潜在性脑血管疾病相关，因此有必要进行抑郁状态和冷漠的筛查 (Zung 的 SDS、干劲的评分等)。见表 1-4。

对于老年抑郁症建议从各个角度进行关于血管性抑郁症的检查。假设患有血管性抑郁症的背景，包括：① 比较年轻发病的病例，MRI 的 T2WI 上高信号病变的发生频率比老年抑郁症患者高；② MRI 上有病变的老年抑郁症患者大多有神经心理学

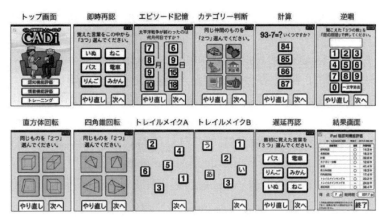

图 1-7   iPAD 认知功能评价操作界面

表 1-4   冷漠评价量表

条目	一点都没有	有一点	有相当的	非常
1. 你对学习新事物有兴趣吗？				
2. 你有什么兴趣吗？				
3. 你关心你的情况吗？				
4. 你投入很多精力去做事情吗？				
5. 你总在找什么吗？				
6. 你有未来的计划和目标吗？				
7. 你有动力吗？				
8. 你有日常活动的能量吗？				
9. 有没有人告诉你每天做什么？				
10. 你对事情漠不关心吗？				
11. 你有许多事情漠不关心？				
12. 你是否需要一个推动来开始做事情？				
13. 你既不快乐也不悲伤，只是在之间？				
14. 你会认为你无动于衷？				

注：对于问题 1～8，评分标准是这样的：一点都没有 = 3 分；有一点 = 2 分；有相当的 = 1 分，非常 = 0 分；问题 9～14，评分标准是这样的：一点都没有 = 0 分；有一点 = 1 分；有相当的 = 2 分；非常 = 3 分。16 分以上为干劲低下

障碍，特别是执行功能障碍显著；③症状以精神运动迟缓、抑郁性思维（例如罪恶感）的缺乏、疾病意识的缺失等为特征；④这种病例有药物抵抗性（比如对于抗抑郁药不敏感）等。上述这些特征，以往认为是血管性抑郁症，其病态包含着许多血管性冷漠症的要素。血管性冷漠症和意欲减退，带有主动性的行动欠缺特征的症状，与抑郁症状和临床特征重叠时很难加以区分。但也有各自独立存在的情况。因此，额叶功能障碍与抑郁状态及冷漠的相关性更明确，血管性认知功能障碍初期症状及促进因素的冷漠的评价也是脑健康检查的重要内容。在动脉硬化性疾病的患者中，脑小血管病变与抑郁症状的相关性也被明确指出，还有的报道指出，腔隙性梗死和大脑白质病变根据"心情"也与"干劲"相关。甚至，在健康的老年人当中，大脑白质病变也与冷漠相关。提示有因大脑白质病变而出现冷漠倾向的可能性。冷漠的评价有自评量表，且简便易行，对于脑健康检查很实用。

筛选的结果被怀疑有认知功能障碍、抑郁症时，建议去专门医疗机构进一步检查。

四、头部 MRI 检查

拍摄方法必须采用 T1 加权（T1WI）、T2 加权（T2WI）、FLAIR 或质子密度加权像（PDWI）以及 T2* 加权（T2*WI）联合应用。

1. T1、T2 与 T2* 的区别　从物理的角度，要理解这几个概念的区别，需要对原子核的磁化有所了解。

首先，磁共振最基本的原理就是氢原子核在磁场中自旋运动时所具有的量子力学特性。在一个均匀磁场 B_0 中，氢原子核的旋转（spin）会出现两种自旋状态，一种是沿着磁场方向（up 状态），一种是沿着磁场反方向（down 状态）。旋转的频率与磁场强度相关，称为拉莫频率。平均而言，大部分的原子核是沿着磁场方向旋转的，因此在达到平衡状态下，会产生一个与 B_0 方向的相同

的磁化 M_0 (magnetization)，这个 M_0 就是 MRI 信号的来源（图 1-8）。

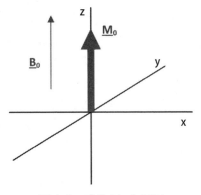

图 1-8　磁化 M_0 坐标图

将 B_0 的方向定义为 z 轴方向，此次再添加一个方向与 z 轴垂直的磁场 B_1，让 B_1 也沿着 B_0 的方向以拉莫频率进行旋转（图 1-9）。

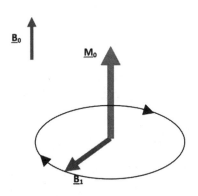

图 1-9　B_1 旋转方向示意图

为了简化起见，设想有一个旋转的参考系，该参考系的旋转频率也是拉莫频率，B_1 在相对于该参考系而言就是静止的了。在 B_1 的作用下，M_0 会以 B_1 为旋转轴进行旋转，经过一个很短的时间，M_0 旋转了 90°，落在了 x-y 平面（图 1-10）。

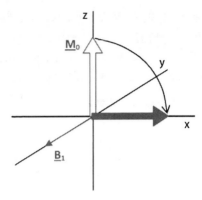

图 1-10　M_0 旋转示意图

这个 B_1 称为 90°脉冲，此时移除 B_1，x-y 平面的磁化为 Mxy，其大小与 M_0 相同，z 轴方向的磁化为 Mz，其大小为 0。顺便说一句，MRI 中的信号采集线圈就是测量 Mxy 的，如果 Mxy 的大小为 0，就没有信号输出。

当 B_1 被移除之后，磁化状态会逐渐恢复到原来的平衡状态，这个过程称为弛豫（relaxation），具体表现为两方面：Mxy 逐渐恢复为 0，Mz 逐渐恢复到 M_0（图 1-11）。

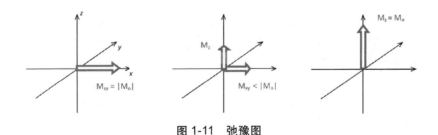

图 1-11　弛豫图

Mz 在弛豫过程中呈指数增长，其时间常数为 T1，Mxy 在弛豫过程中呈指数衰减，其时间常数为 T2。

T1 弛豫的发生是因为旋转核与周围环境（即晶格，lattice）之间有能量交换，引起 up 状态和 down 状态的原子核数量发生改变，重新恢复到未加 B_1 的平衡状态时的数量分布，因此 Mz 会恢复到 M_0，而 T1 也称为自旋 - 晶格弛豫时间。

T2 弛豫的发生也有一定程度的上述因素，但除此之外，也因为旋转核相互之间有能量交换，各个原子核旋转的相位变得随机，其磁化向量的净值（Mxy）逐渐衰减。故 T2 也称为自旋 - 自旋弛豫时间（图 1-12）。

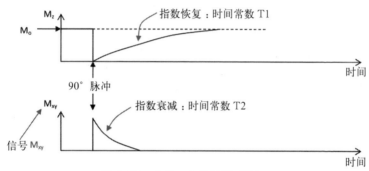

图 1-12　自旋 - 自旋弛豫时间

那么 T2* 又是怎么回事呢？

实际上，主磁场 B_0 无法达到绝对的均匀，因为氢原子旋转频率与 B_0 的强度相关，不均匀的 B_0 就会导致不同位置的氢原子旋转频率不一样，因此氢原子的旋转就会不同步，这样就加速了 Mxy 的衰减，这个衰减也是指数衰减，其时间常数为 T2*。T2* 比 T2 要小。

2. 磁共振梯度回波（gradiant echo）与自旋回波（spin echo）

T1WI 用的是 spin-echo 方法，T2WI、PDWI、FLAIR 用的是高速 spin-echo 方法，T2*WI 用的是 gradient-echo 方法。

在 90° 脉冲以后，xy 平面的磁化向量会按照时间常数为 T2 的指数函数衰减。而实际上测得的信号比这个理论衰减过程更快，相应的时间常数为 T2*。

T2* 衰减的原因是磁场的不均匀导致不同位置处的原子核旋转频率不一样，在磁场强度较低的地方旋转得慢，在磁场强度较高的地方旋转得快，因此经过一定时间后，不同位置处的原子核旋转相位不一样（dephase，即失相位），它们磁化向量的方向分布更分散，这些向量之和的幅值就小了。

梯度回波的产生过程：如果人为再添加一个磁场梯度，使磁场的不均匀程度更大，那么就会进一步加速 T2* 衰减，经过一段时间，将磁场梯度翻转。之前磁场强度较低的地方反过来具有较高的磁场强度，之前旋转得慢的原子核就旋转得更快了。相应地，之前磁场强度较高的地方反过来具有较低的磁场强度，之前旋转得快的原子核就旋转得更慢了。经过一定时间，之前的失相位就会被抵消，不同位置处的原子核相位重新同步，它们磁化向量的方向分布更集中，这些向量之和的幅值就逐渐增大了。此时测得的信号就是一个梯度回波信号。

值得注意的是，只有施加磁场梯度产生的失相位才能在添加反向磁场梯度后被抵消，由于其他原因产生的磁场不均匀（例如 B_0 的不均匀）是不会被抵消的，因此梯度回波的幅值是由 T2* 决定的。

通过图 1-13 可以更直观地理解：

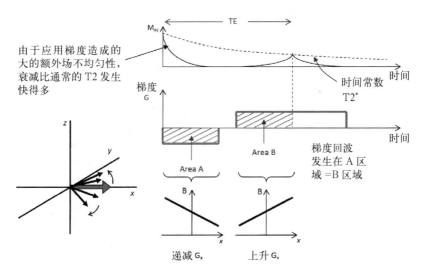

图 1-13　梯度回波的产生

自旋回波的产生过程是：在90°脉冲以后，由于磁场不均匀，不同位置处的原子核失相位。此时添加一个180°脉冲，使磁化向量沿着 x 轴翻转180°，那么之前正相位的原子核（旋转得快）得到负的相位，之前负相位的原子核（旋转得慢）得到正相位。180°脉冲前后原子核旋转速度不变，经过一段时间后，失相位被抵消，可以获得回波信号。自旋回波的幅值取决于T2。如图1-14所示。

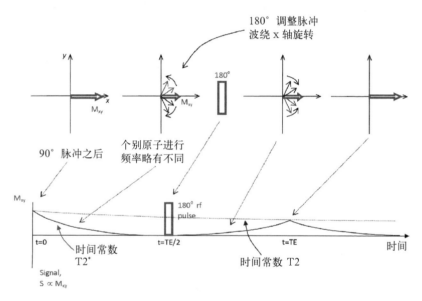

图 1-14　自旋回波的产生过程

3. 质子密度加权像（proton density weighted image，PDWI）MRI 图像具有多个成像参数。与 CT 检查的单一密度参数成像不同，MRI 检查有多个成像参数的特点，即有反映 T1 弛豫时间的 T1 值、反映 T2 弛豫时间的 T2 值和反映质子密度的弛豫时间值等。MRI 图像若主要反映的是组织间 T1 值差别，为 T1 加权像（T1weighted image，T1WI）；如主要反映的是组织间 T2 值差别，为 T2 加权像（T2weighted image，T2WI）；如主要反映的是组织间质子密度弛豫时的差别，为 PDWI。

人体不同组织及其病变具有不同的 T1、T2 值和质子密度弛豫时间，因此，在 T1WI、T2WI 和 PDWI 像上产生不同的信号强度，具体表现为不同的灰度。MRI 检查就是根据这些灰度变化进行疾病诊断的。因此，组织间以及组织与病变间弛豫时间的差别，是磁共振成像诊断的基础。一般而言，组织信号越强，图像上相应部分就越亮；组织信号越弱，图像上相应部分就越暗。但应注意，在 T1WI 和 T2WI 图像上，弛豫时间 T1 值和 T2 值的长短与信号强度的高低之间的关系有所不同：短的 T1 值（简称为短 T1）呈高信号，例如脂肪组织；长的 T1 值（简称长 T1）为低信号，例如脑脊液；短的 T2 值（简称短 T2）为低信号，例如骨皮质；长的 T2 值（简称长 T2）为高信号，例如脑脊液。

4. **疾病的 MRI 表现**　读片时要留意与脑小血管病变密切相关的影像学表现，评价它的存在与否及其程度是很重要的。

（1）腔隙性梗死：显示为在 T2WI 和 PDWI 上的边缘不清、不规则形状，且最大直径 3 ～ 15mm 的清楚的高信号，在 T1WI 上比较清楚的低信号。在 FLAIR 上显示为等信号。有时在 FLAIR 和 PDWI 上病灶中央显示低信号。

（2）血管周围间隙扩大：显示为边缘清晰、形状规则、质地均匀、直径小于 3mm 的点状及线状表现，在 T2WI 为高信号，T1WI 等信号到低信号，在 FLAIR 和 PDWI 上为低信号到低信号并且边缘不伴有高信号，沿着穿支动脉或髓质动静脉的走向分布。但是，大脑基底节下 1/3 部位的扩大的血管周围间隙，直径超过 3mm 的也不少见。

血管周围间隙（Virchow-Robin 腔隙）扩大，一般认为是随着年龄的增长而增加，特别在高血压病例中多见，要重视与小的腔隙性梗死加以鉴别。虽然其大多无病理性意义，但是多发性血管周围间隙扩大与脑小血管病相关的问题越来越引起关注。通常，它与脑脊液信号相等，但是在 T1WI 和 FLAIR 由于部分容积效应的影响导致不清晰的情况也时有发生，其好发部位在基底节下部的前穿质、大脑白质、岛叶皮质下、中脑和海马回等部位（图 1-15）。

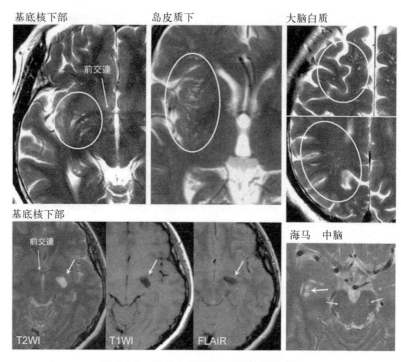

图 1-15　扩大血管周围间隙的好发部位

　　由此可见，影像学上称之为 VRS 的表现，不仅仅是一种随着年龄的增长所产生的血管周围间隙的扩大及粗疏化，而是具有临床意义的病变，因此我们称之为脑内微小病变（图 1-16）。脑内微小病变仅有影像学表现而无相应的临床症状和体征。我们的前期研究也证明了脑内微小病变与血管性危险因素相关，是脑梗死发病的预知因子。

　　（3）大脑白质病变：显示为在 T2WI 和 PDWI 上的脑室周围白质和深部皮质下白质稍微淡的高信号病变，在 FLAIR 是清晰的高信号，在 T1WI 上显示为低信号或者与大脑灰质差不多的轻度低信号。其大小与形状是多样的，进行性发展愈合为弥漫性的。大脑白质病变分为脑室周围病变（periventricular hyperintensity，PVH）和深部皮质下白质病变（deep and subcortical white matter hyperintensity，DSWMH）。

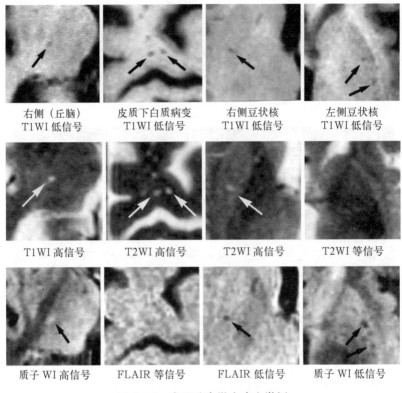

| 右侧（丘脑）
T1WI 低信号 | 皮质下白质病变
T1WI 低信号 | 右侧豆状核
T1WI 低信号 | 左侧豆状核
T1WI 低信号 |

| T1WI 高信号 | T2WI 高信号 | T2WI 高信号 | T2WI 等信号 |

| 质子 WI 高信号 | FLAIR 等信号 | FLAIR 低信号 | 质子 WI 低信号 |

图 1-16　常见脑内微小病变举例

大脑白质病变被认为与脑小血管病及慢性脑缺血有关，其组织学变化的程度是各种各样的。PVH 中的脑室周围可能是以髓鞘的稀薄化和细胞间隙的扩大为主体的变化，不是病理性的。轻度的 DSWMH 也可能是髓鞘的稀薄化和血管周围间隙的扩大为主体的变化。重度的 PVH 和 DSWMH 是不完全性脱髓鞘、轴索变性、扩大的血管周围间隙、微小梗死的混合。

大脑白质病变的危险因素目前报道的有：高龄、高血压、糖尿病、心房颤动等心脏疾病既往史、颈动脉超声的搏动指数（pulsatile index）异常、低色氨酸血症等。除高龄外，高血压是最大的危险因素。

另外，大脑白质病变又被称为 leukoaraiosis，原本在 CT 上大脑白质呈弥漫性低密度影，在 MRI 上仅指高度的大脑白质病变的情况为多。

　　大脑白质病变的分类有 13 种以上之多，可采用 Fazekas 分类和 Fukuda Inohara 分类（图 1-17）。对于无症状性大脑白质病变，要进行随访。

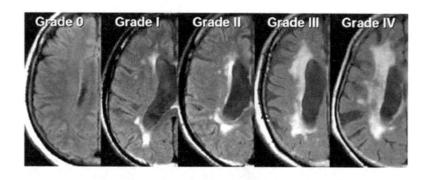

图 1-17　侧脑室周围病变（PVH）和深部皮质下白质病变（DSWMH）的分级

　　腔隙性梗死、血管周围间隙扩大与大脑白质病变的 MRI 鉴别见表 1-5，以及图 1-18、图 1-19。

　　无症状性脑梗死是在影像学上认为有梗死，而且满足以下条件：① 没有该病灶对应的神经学体征（包括深部腱反射的左右差别、血管性痴呆症）；② 过去和现在本人和家属都没有发现该病灶对应的自觉症状（包括一过性脑缺血发作）。无症状性脑梗

表 1-5　腔隙性梗死、血管周围间隙扩大、大脑白质病变的 MRI 鉴别

	腔隙性梗死	血管周围间隙扩大	大脑白质病变
T1WI	比灰质低信号	等至低信号	等至灰质程度
T2WI	清晰的高信号	清晰的高信号	淡的高信号
PDWI	清晰的高信号 （有时中央呈低信号）	等至低信号	淡的高信号
FLAIR	等至高信号 （有时中央呈低信号）	等至低信号	清晰的高信号
大小 *	3 ～ 15mm	小于 3mm **	大小不一
形态	形态不规则	点状或线状	点状或斑片状 进行性融合
好发部位	基底节（上 2/3） 白质，丘脑，脑干	基底节（下 1/3） 白质，岛叶皮质下 海马，中脑	大脑白质 桥脑底部

* 以 T2WI 测量 ; **　在基底节下 1/3 有的超过 1 cm

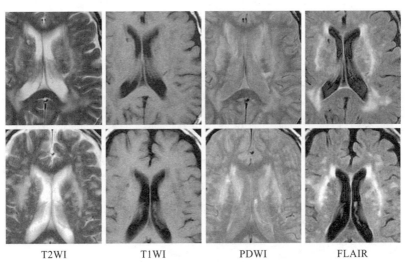

| T2WI | T1WI | PDWI | FLAIR |

图 1-18　大脑白质病变的 MRI 表现

　　T1WI 用的是 spin-echo 方法，T2WI、PDWI、FLAIR 用的是高速 spin-echo 方法，T2*WI 用的是 gradient-echo 方法

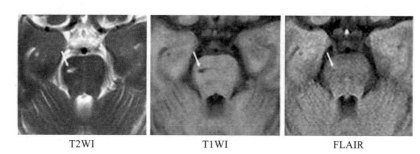

T2WI　　　　　　　　T1WI　　　　　　　　FLAIR

图 1-19　脑桥底部的腔隙性梗死

T2WI 为清晰的高信号，T1WI 为清晰的低信号，FLAIR 为与脑实质几乎相同的信号，比较难确定

死大多是深部腔隙性梗死，偶见交界区（分水岭）脑梗死。年龄、高血压、颈内动脉狭窄、吸烟习惯、糖尿病、未接受华法林治疗的房颤、24h 血压超杓型和非杓型（extreme dipper and non-dipper——夜间比白天血压下降 20% 以上者为超杓型）、老年人的高密度脂蛋白低、胰岛素抵抗、同型半胱氨酸高等均是无症状性脑梗死的危险因素。

（4）脑微小出血（cerebral microbleeds，CMBs）：在 T2*WI 上显示为小于 10mm 的点状到线状以至于小斑片状低信号，周围不伴有水肿。血肿瘢痕大多是线状及新月状，在 T2WI 上可见由于含铁血黄素沉着而呈现的环状低信号，其中央部在 T1WI 上是低信号，在 T2WI 上是高信号（图 1-20）。

关于脑微小出血，有报道说合并高血压的症状性脑血管病占将近一半，即使是健康人也有 5% 在 T2*WI 显示在基底节、丘脑、放射冠、皮质下、脑干、小脑等部位屡屡呈多发性。T2*WI 显示的比实际病灶要大。有时要与微小的海绵状血管瘤鉴别。另外，皮质下和脑表层多发时要怀疑淀粉样脑血管病。

无症状性的陈旧性脑出血比较少，有时在被壳外侧和小脑可见比较小的出血。

五、MRA 检查

为了查出未破裂脑动脉瘤及头部的主干动脉的闭塞、狭窄等

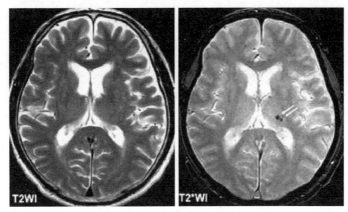

图 1-20　脑微小出血的影像学表现
在 T2WI 上无显示，在 T2*WI 上可以被清晰地显示

病变，原则上采用 3D-TOF（time of flight）方法摄片。用最大值投影法（MIP），以 Willis 环为中心，做成左右方向旋转和前后方向旋转重构图像。

拍摄范围在拍摄时间和整体质量允许的基础上尽可能包含椎-基底动脉系，动脉瘤的确诊需要对照原来的画像。MIP 处理时，使它旋转 7°～10°，成为立体像。并且，追加颈内动脉系和椎-基底动脉系分别重构的画像和左右分别重构的侧面画像为好。

后交通动脉起始部等的漏斗状扩张和动脉的弯曲部是动脉瘤及其疑似物的好发部位，容易误诊。采用 CTA 等检查方法也是非常有效的。

检查颈部 MRA 时，采用 2D-TOF 或 3D-TOF 方法摄片。拍摄范围以颈动脉分叉部为中心，包含颈总动脉、颈内动脉、颈外动脉，左右方向旋转重构图像。

如果不做颈部超声检查，可以做颈部 MRA。拍摄范围要保证颅内血管图像的连续性。同时椎动脉也被显示，一起进行评价。要注意由于正常的变异而致的动脉直径左右不等。

颈动脉分叉部本来没有病变，但在 MRA 上好像狭窄的例子也不少。所以，作为二次筛选手段，造影 3D MRA 和 CTA 等是有用的。

六、颈部血管超声检查

接受脑健康检查者，最大目的是评估脑卒中的发病可能，包括脑卒中的全身动脉硬化及其危险因素的筛选是非常重要的。所以，颈部血管超声作为脑健康检查的常规项目是必须的。

颈部血管超声检查的目的之一是测量作为动脉硬化的替代指标——内中膜厚度（intima-media thickness，IMT）；另一个是筛查脑卒中直接预测因素的颈动脉狭窄症。

颈部血管超声检查除了B超，最好备用脉冲多普勒、彩色多普勒。椎动脉由于横突声影的影响，建议采用多普勒法观察血流情况判断狭窄的有无及其部位。

在颈总动脉远端测量IMT，在观察范围内评价有无斑块及IMT的厚度，有无狭窄、闭塞病变，同时有中度以上（NASCET法，50%以上）狭窄的病例，根据血流测定、分析计算出收缩期最大血流速度（peak systolic velocity，PSV）。

查出有狭窄、闭塞的病变时，要按照动脉硬化性疾病指南进行危险因素的管理，同时狭窄度中等以上的病例必须查MRI以诊断斑块的性状和追加3D-CTA。

从大规模研究结果来看，IMT的测量从颈总动脉远端（far wall）测量的再现性较好。作为血管性事件的预后指标和药物效果判定的替代指标、far wall的3点测量，求平均值的方法如图1-21所示。判定标准：IMT $\leqslant$ 1.0mm为正常，1.1 mm以上为异常增厚，动脉硬化。

斑块是指在血管腔内局限的凸出的病变，IMT $\geqslant$ 1.1mm的部分定义为斑块。斑块表面性状可分为平滑（smooth）、不规则（irregular）、溃疡（ulcer）。溃疡是指超过2mm的凹陷。

从斑块的回声强度可以推测其病理组织和斑块的脆性，一般认为回声强度低是血栓（包括斑块内出血）和动脉粥样硬化；等回声强度是纤维性组织；高回声强度是钙化。低回声强度和溃疡是血栓（包括斑块内出血）和动脉粥样硬化、可动性斑块（Jellyfish sign）是不稳定斑块，脑梗死发病的危险性高。另外，狭窄部位

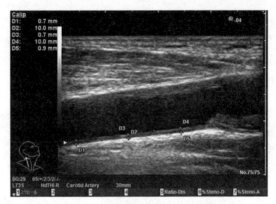

图 1-21　颈动脉超声 IMT 测量

　　在远端的颈总动脉壁（far wall）的 3 点（D1、D3、D5）测出 IMT，算出它们的平均值 mean IMT。本例 mean IMT 是（0.7+0.7+0.9）/3=0.8 mm

的低回声强度是脑血管疾病的独立危险因素。

　　颈动脉狭窄率的测定方法，有 NASCET 法、ECST 法和 Area Stenosis 法三种（图 1-22）。狭窄率在 NASCET 法、ECST 法、Area Stenosis 法依次增大。神经内科多用 NASCET 法。

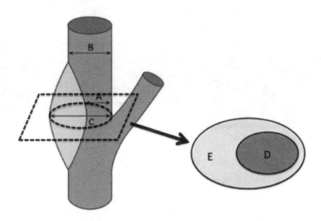

图 1-22　颈动脉狭窄率测定

NASCET（北美症状性颈动脉内膜切除术）：[（B － A）/B]×100%
ECST（欧洲颈动脉手术试验）：[（C － A）/C]×100%
狭窄面积：[（E － D）/E]×100%

伴有溃疡的不稳定斑块而实行颈动脉血栓剥离术（carotid endarterectomy，CEA）后的病例，其 MRA、颈部血管超声图像、3D-CTA 以及实行颈动脉血栓剥离术（CEA）后的病理标本如图所示（图 1-23）。

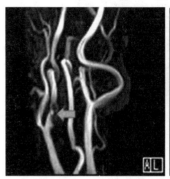

A. MRA（→为溃疡）

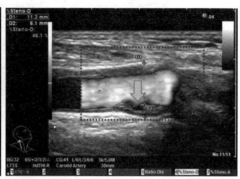

B. 颈部血管超声检查图像（→为溃疡）

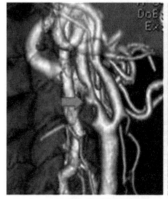

C. 3D-CTA（→为溃疡）

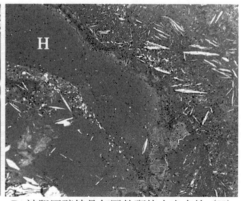

D. 被胆固醇结晶包围的斑块内出血灶（H）

图 1-23　颈动脉血栓剥离术后检查

被诊断为斑块内出血的不稳定斑块。在颈部 MRA（A）和颈部血管 B 超（B）显示伴有溃疡（斑块破裂？）的低回声强度斑块。3D-CTA 也和 B 超一样显示为溃疡（C）。实行颈动脉血栓剥离术（CEA）后的病理标本可见胆固醇结晶、泡沫细胞，炎症细胞不是斑块的主体，其中可见出血（D）

七、脑健康检查异常的处理

脑健康检查的意义主要是发现那些已经存在、但还没有症状的疾病。常见的有以下几类：①无症状性脑部病变，包括脑内微小病变、脑梗死、脑白质病变、脑出血等；②无症状性颈部、脑的主干动脉狭窄、闭塞；③无症状性未破裂脑动脉瘤；④无症状性动静脉畸形、海绵状血管瘤、烟雾病；⑤无症状性脑肿瘤及肿瘤样病变（图 1-24、图 1-25、图 1-26）。

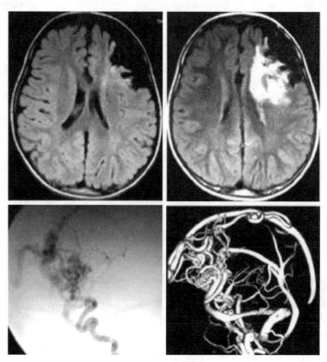

图 1-24　动静脉畸形典型的 MRI 和 MRA 图像

对于脑健康检查首先要说明的是，即使查出本人想象以外的异常，也要尽量保持情绪稳定，以免因徒然不安给以后的生活造成压力。

首先要改变不良生活习惯（参考前面章节，此处不赘述）。

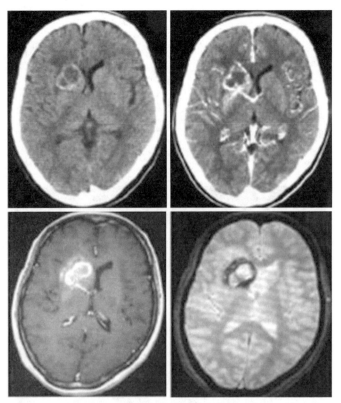

图 1-25　海绵状血管瘤典型的 MRI 图像

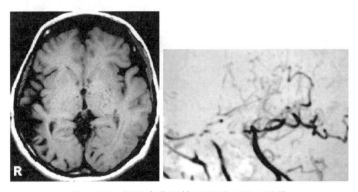

图 1-26　烟雾病典型的 MRI 和 MRA 图像

其次要防止无症状性脑部病变数目增加、范围扩大，消除或控制危险因素。比如预防无症状性脑梗死可以服用钙离子拮抗药把血压控制在正常范围；预防脑白质病变的进行性发展也可以使用ACEI 类药物和利尿药，有效控制血压。对于无症状性脑出血等出血危险性高的患者慎用抗血小板制剂。对于包括血管周围间隙扩大在内的脑内微小病变，也可使用抗血小板制剂和中药。

关于脑内微小病变，我们前期研究中以 390 例符合影像学VRS 诊断标准的患者为研究对象，发现其分别与年龄、心电图上左心室高电压、饮酒相关。皮质下白质Ⅲ型与糖尿病相关；特别是基底节上 2/3 的Ⅱ型和Ⅲ型微小病变与脑梗死发病密切相关。在最长随访 129 个月，平均随访 48 个月后，发现其中大约有 1/3的人发生脑梗死。因此认为脑内微小病变与血管性危险因子相关，与脑梗死发病相关，是脑梗死发病的预知因子。该结果在日本学术年会及一流杂志发表时得到同行高度评价。

在此研究的基础上，我们再次分析了脑内微小病变卒中危险因素相关性，并对基底节上部具有多发脑内微小病变的 256 例研究对象进行了体质评价。发现他们的辨证分型大多属于瘀血型（32%）和痰湿型（28%）（中医基本体质分类见本节附表）。这就为我们确立干预方法提供了依据。现代医学认为，T2WI 高信号的主要病理变化为自由水（H^+）和亚急性期血肿。因此微小病变可以理解为痰湿瘀血阻滞脑络，导致尚无症状体征的微小"癥瘕"。基于这个理念，我们采用桂枝茯苓丸加地龙对脑内微小病变进行干预。研究结果显示，中药治疗脑内微小病变和预防脑梗死发病均有良好效果，对脑内微小病变的治疗有效率达 66.67%，高于阿司匹林组的 52.32%（$P < 0.05$）；对预防脑梗死发病，中药组发病率 2.17%，阿司匹林组发病率 6.67%，阴性对照组 11.36%。

在此基础上，我们又尝试建立规范的脑内微小病变的中药干预模式，并通过与其他干预模式进行比较，探讨中药干预脑内微小病变模式的有效性和可行性。结果同样显示规范化的中药干预模式在治疗脑内微小病变和预防脑梗死发病的几种模式中疗效最佳（图 1-27）。

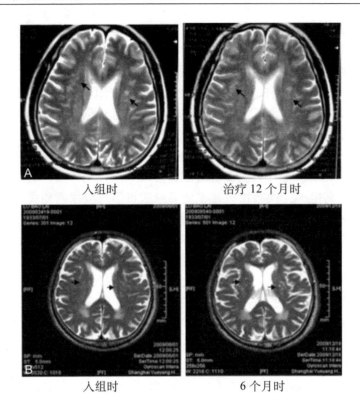

图 1-27 中药干预组和非规范干预组干预前后脑内微小病变变化比较

A 为中药干预组：骆某，女，家庭主妇，64 岁；治疗前双侧基底节上 2/3 多发脑内微小病变，服药 12 个月，微小病变数目明显减少。B 为非规范干预组：陆某，男，76 岁，退休工人；入组时双侧基底节上 2/3 存在多发微小病变 2 级，6 个月时复查显示微小病变数量增多，形态亦有所增大

根据 Rotterdam Scan Study 的研究，有症状性脑梗死者比无症状性脑梗死发生脑梗死的概率高 3.9 倍；另外，重度 PVH 的人是 4.7 倍，重度 DSWMH 的人是 3.6 倍。

并且，脑白质病变对于缺血性卒中患者的 ADL 预后有影响。无症状性脑梗死的行走障碍，稳定性差，重度 PVH 者的跌倒危险性上升。

脑小血管病变是认知功能障碍及痴呆的独立危险因素，特别是执行功能低下。无症状性脑梗死也会使抑郁症加重。另外，脑白质病变是影响情景记忆和执行功能的独立危险因素；前方扩大的脑白质病变与复杂情报处理速度慢有关、后方扩大的脑白质病变与视觉构成能力有关。也有报道认为脑白质病变与冷漠症相关。

无症状性脑梗死的最大危险因素是高血压，服用钙离子拮抗药使血压下降 15 ～ 20mmHg 的人群，与没有服药的对照组相比，无症状性脑梗死的发生率降低。因而，发现无症状性脑梗死时，血压的严格控制是非常重要的。

脑健康检查发现异常后的建议处理措施如下。

1. 脑动脉、颈动脉狭窄或闭塞　轻度、中度者可以采用抗血小板制剂、他汀类药物；重度者可以手术或置入支架。

（1）查出有无症状性颈部及脑干部动脉狭窄和闭塞后，要去专科医院进一步评估，治疗相关危险因素。因为大多合并冠状动脉、闭塞性动脉硬化等末梢动脉疾病，所以要注意这些疾病的检查。

无症状性颈动脉高度狭窄在一般人群的发病率是 0 ～ 3.1%，随着年龄的增长而增加。有报道认为，无症状性颈动脉狭窄（50%以上）的同侧脑梗死发病危险性随着内科治疗的加强而逐年降低。无症状性颈动脉狭窄患者不仅脑卒中发病的危险性高，心肌梗死、末梢动脉疾病发病的危险性也很高。

对于动脉粥样硬化性血栓形成，必须首选严格的内科危险因素管理。美国有项超过一万例的调查报告显示，外科治疗无症状性颈动脉狭窄，随访 5 年，发现该措施对预防脑梗死再发没有显著作用，尤其是有慢性呼吸系统疾病、预期生存期不长、全身麻醉及手术风险高的患者。另外，对 282 例无症状性椎 - 基底动脉狭窄患者进行前瞻性随访的 SMART 研究报告显示，4.6 年中只有 5 例（0.4%）发生椎 - 基底动脉系的脑梗死。所以应该考虑首选内科保守治疗。

（2）颈动脉重度狭窄（NASCET 法 80% 以上）者，脑卒中发病的危险性极高，建议在内科抗血小板治疗、他汀类药物治疗的基础上进行颈动脉内膜剥离术（CEA）。手术应到技术和围术期管理成熟的医院进行。

根据北美无症状性颈动脉粥样硬化研究（The Asymptomatic Carotid Atherosclerosis Study，ACAS），对于狭窄率60%以上的无症状性颈动狭窄的病变推荐进行内科治疗（包括抗血小板治疗的最佳医疗服务 optimal medical care）＋颈动脉内膜剥脱术（CEA），与单纯内科治疗比较，前者预防同侧脑梗死再发的效果好。

近来，随着内科治疗的进步和普及，因无症状性颈内动脉狭窄而发生同侧脑梗死的危险性还不到1%，无症状性颈内动脉狭窄必须首选严格的内科治疗管理危险因素。内科管理中，他汀类降血脂疗法可使颈动脉斑块缩小，所以必须积极开展。2型糖尿病患者使用吡格列酮在降糖的同时可使颈动脉斑块缩小，所以在防止低血糖发生的前提下也必须积极开展。

无症状性颈内动脉狭窄在以下几种情况时脑梗死发病的危险性增高：经颅多普勒（TCD）查出有微小血栓（microembolic signal，MES）时；颈动脉超声查出有溃疡时；超声下斑块呈低回声强度时；脑影像学检查有无症状性的栓塞或梗死；随访发现狭窄程度进展时；重度狭窄时，以上都要考虑外科的血行重建治疗。

Asymptomatic Carotid Emboli Study（ACES）研究显示，在467例无症状性颈内动脉狭窄患者中，有77例经TCD查出有MES，随访2年，同侧脑梗死的年发病率在无MES组是0.70%，有MES组是3.62%；该研究还对超声低回声强度斑块进行了评价，有低回声强度斑块者比等回声强度或高回声强度斑块者相比，同侧脑卒中发病危险性高6倍；在MES阳性又有低回声强度斑块者中高10倍。

近年来，采用MRI评价颈动脉斑块也正在普及。有报道显示75例无症状性颈动脉狭窄中有37%在MRI的T1WI上显示为高信号的斑块内出血，这些病例的同侧脑血管事件发病率增高。

对于有症状的颈内动脉狭窄或颅内主干动脉狭窄查出有MES的患者，阿司匹林和氯吡格雷联合使用比单用阿司匹林效果好，脑梗死再发的急性期也是联合使用效果好。因此，对于无症状性颈动脉狭窄的脑卒中高危人群，也可以短期联合使用抗血小板制剂。

（3）对于做 CEA 危险性高的人，可以选择支架置入（CAS），一般认为比较安全（图 1-28）。

SAPPHIRE（stenting and angioplasty with protection in patients at high risk for endarterectomy）报告认为，对于 CEA 高危人群，CAS 效果较好。但是 CREST（carotid revascularization endarterectomy vs stenting trial）研究，比较了 CEA 治疗与 CAS 治疗 30 天后死亡率、心肌梗死发生率、脑卒中发生率，结果显示，CAS 组脑卒中发生率更高（4.1% vs 2.3%，P=0.009），CEA 组心肌梗死发生率更高（1.1% vs 2.3%，P=0.03）。

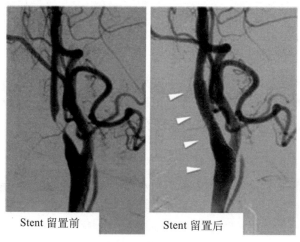

Stent 留置前　　　Stent 留置后

图 1-28　颈动脉血管狭窄支架置入前后

（4）对于颈动脉中度狭窄（NASCET 法 50% 以上）及轻度狭窄（NASCET 法 50% 以下）者，重点在内科控制危险因素，超声、MRA 随访。

有症状的中度到轻度狭窄病变推荐 CEA 的证据不足，以内科治疗为优。

有中度以上狭窄病变者可服用阿司匹林、氯吡格雷、西洛他唑等，要注意出血倾向，特别是在 MRI 上显示有脑微小出血者。

对于危险因素的内科目标管理，控制血压小于 140/90mmHg；控制高脂血症，低密度脂蛋白小于 120mg/dl。降压药推荐血管紧张素Ⅱ受体拮抗药（ARB）、血管紧张素转化酶抑制药（ACEI）、钙离子拮抗药（CCB）和利尿药。针对低密度脂蛋白高则推荐他汀类。

有中度以上狭窄时，要在内科管理控制危险因素的基础上每年进行一次颈动脉超声或 MRA 检查。

（5）对于颅内主干动脉的闭塞狭窄性疾病，要进行 MRI、MRA 等检查，在专科医师评价基础上进行严格的危险因素管理。认为脑梗死发病危险性高时，要给予抗血小板治疗。

有研究对 200 例无症状性大脑中动脉狭窄患者进行 3 年随访，结果有 7 例发生脑梗死或一过性脑缺血发作，其中有 3 例发生同侧血管性事件，最初一年的脑血管事件发生率只有 0.5%。也有研究对 18 000 例糖尿病患者追踪随访 8 年，其中 272 例无症状性大脑中动脉狭窄患者因血管性事件死亡的危险性高两倍以上。给予他汀类能使死亡危险性降低，但是对于大脑中动脉狭窄者给予抗血小板治疗的有效性还没有被证实。

（6）对于颅内主干动脉的闭塞 / 狭窄性疾病的外科治疗，要慎重地具体问题具体分析。

2. 高血压、冠状动脉疾病、房颤、糖尿病、高脂血症、肥胖或代谢综合征 应服用相应的药物，积极治疗。这一点非常重要，前面章节已经有详细叙述，此处不再赘述。

3. 未破裂的动脉瘤 可以根据患者的年龄、健康状况等背景因素及动脉瘤的大小、部位、形态等病变特征，推断它的自然过程，并且考虑该医院的设施及医生的医疗水平来决定治疗方案。

（1）未破裂脑动脉在 30 岁以上的成年人中有较高的发病率（3% 以上），特别是高血压患者、吸烟者、脑卒中家族史者要注意。

（2）无创性诊断方法（MRA 和 3D-CTA）对于动脉瘤确诊率小于 90%，特别是小型瘤及病变在前交通动脉、颈内动脉 - 后交通动脉者确诊率就更低。需要进一步增加导管法脑血管造影来慎重评价。

（3）查出未破裂动脉瘤后，可能会导致患者抑郁或者不安，所以医生在告知时要注意这一点，病人在必要时去心理咨询。

（4）如果患者及医生不能很好地进行关于危险性的沟通时，建议由其他医师或机构进行二次诊断。

（5）一般认为以下特征的动脉瘤容易破裂：①5～7mm以上的动脉瘤；②虽不满足①的条件，但是有症状；③部位在前交通动脉、颈内动脉 - 后交通动脉；④动脉瘤的长径比（穹隆 / 颈）或大小比（相当于母血管的动脉瘤比例）较大，形态不规整，有泡。

（6）不做开颅手术或血管内治疗而动态观察病情者，避免吸烟、大量饮酒，治疗高血压。建议每半年到一年做一次影像学检查。

（7）脑动脉瘤的破裂率从发现开始，在比较早期时破裂率高，大型或者多发瘤增大的较多。建议在早期就要动态观察。

（8）在动态观察过程中，发现瘤体增大、变形，症状变得明显，要重新评估，再确定治疗方针。

（9）患有未破裂动脉瘤的患者本来就存在各种各样的血管性危险因素，其死亡原因比起蛛网膜下腔出血，更多的是其他疾病，所以，首先要保证全身的健康是很重要的。

4. 对于无症状性动静脉畸形、海绵状血管瘤、烟雾病，采取必要的手术或放射（γ 刀）等治疗

（1）开颅手术或定位放射治疗对于改善无症状性脑动静脉畸形预后的效果，目前尚不明确。选择无症状性脑动静脉畸形的治疗方案时，一般根据治疗危险因素动态观察，具体分析。

（2）对于无症状性海绵状血管瘤，建议保守治疗。

（3）对于无症状性烟雾病，要在专科医生评估的基础上根据具体情况做相应治疗。

5. 对于无症状性脑肿瘤及肿瘤样变

（1）发现脑垂体瘤时，如果是实体瘤而且在蝶鞍进展（接触视神经或轻度上抬）的话，建议手术治疗（主要是经蝶骨手术）。囊肿泡样病变及比较小的实体性病变，建议最初半年查 2 次，以

后每年 1 次查 MRI，同时查垂体前叶功能。

（2）发现脑膜瘤病变时，如果是蝶骨内型之外的肿瘤，建议最初半年 2 次，以后每年 1 次复查 MRI 进行动态观察。蝶骨内型脑膜瘤如果导致视力损害则很难恢复，所以建议预防性手术摘除。

（3）发现颅内各种各样的囊肿性肿瘤（蛛网膜囊肿、胶样囊肿、松果体囊肿等）时，要做 CT 或 MRI 动态观察。间隔时间同上。

（4）上述三种情况在动态观察中发现有肿瘤增大或其他各种各样的特殊问题时，在考虑年龄、病灶位置、手术风险说明的基础上进行治疗。其治疗方法主要是手术，脑膜瘤病变可以考虑 γ 刀。

（5）发现疑似神经胶质瘤病变时，为了确诊要进一步检查。高度怀疑神经胶质瘤时，要根据手术做组织学诊断，根据其发生部位切除程度有所不同。对疑似病例要做 Gd 增强 MRI，并且 2～3 个月再复查，主要与梗死性病变鉴别。

综上所述，脑健康检查及其管理是预防脑血管病发病的重要环节，对预防脑卒中有重要作用。

第四节　脑内微小病变危险因素的日常预防

一、一级预防

避免和控制导致卒中的各类、各种危险因素。

（一）控制高血压

高血压是卒中的单一的最重要的可逆性危险因素，颅脑血管长期在高血压的"洗礼"之下，重负难堪，发生动脉粥样硬化。动脉粥样硬化带来的不仅是血管管腔的缩小，还有一系列脑血管疾病，即卒中的隐患。颅脑血管逐渐狭窄或者阻塞，可能导致脑供血不足和脑梗死的发生。管腔硬化程度不均匀，部分动脉壁会发生坏死、韧性变弱。这部分动脉壁不能抵抗血管内的压力而鼓起，可形成微动脉瘤。在血压波动明显时，这个微动脉瘤就可能破裂造成脑出血。

高血压的治疗如下。

1. 改善生活方式　所有高血压患者都应该尝试通过改变生活方式来控制血压，保持足够的睡眠，参加力所能及的工作、体力劳动和体育锻炼。注意饮食调节，以低盐、低动物脂肪饮食为宜，并避免进食富含胆固醇的食物。肥胖者适当控制食量和总热量，适当减轻体重，不吸烟。

2. 及时采取药物治疗　最主要、最常用的高血压药物有五大类：利尿药、β 受体阻滞药、钙通道拮抗药（CCB）、血管紧张素抑制药（ACEI）和血管紧张素 II 受体阻滞药（ARB）。

（1）利尿药：有噻嗪类、襻利尿药和保钾利尿药。各种利尿药的降压疗效相仿，降压作用主要通过排钠，减少细胞外容量，降低外周血管阻力。降压起效较平缓，持续时间相对较长，作用持久，服药 2 ～ 3 周后作用达到高峰。适用于轻、中度高血压，在盐敏感性高血压，合并肥胖或糖尿病、围绝经期女性和老年人高血压有较强降压效果。利尿药的主要不良反应是低血钾症和影响血脂、血糖、血尿酸代谢，往往发生在大剂量使用时，因此现在推荐使用小剂量，不良反应主要是乏力、尿量增多。痛风患者禁用，肾功能不全者禁用。

（2）β 受体阻滞药：常用的有美托洛尔、阿替洛尔、比索洛尔、卡维地洛、拉贝洛尔。降压作用可能通过抑制中枢和周围的肾素 - 血管紧张素 - 醛固酮系统（RAAS）。降压起效较迅速、强力。适用于各种不同严重程度高血压，尤其是心率较快的中、青年患者或合并心绞痛患者，对老年人高血压疗效相对较差。β 受体阻滞药治疗的主要障碍是心动过缓和一些影响生活质量的不良反应，较高剂量 β 受体阻滞药治疗时突然停药可导致撤药综合征。虽然糖尿病不是使用 β₁受体阻滞药的禁忌证，但它可增加胰岛素抵抗，还可能掩盖和延长降糖治疗过程中的低血糖症，使用时要注意。不良反应主要有心动过缓、乏力、四肢发冷。β 受体阻滞药对心肌收缩力、方式传导及窦性心律均有抑制作用，并可增加气道阻力。急性心力衰竭、支气管哮喘、病态窦房结综合征、房室传导阻滞和外周血管病患者禁用。

（3）钙通道阻滞药：又称钙拮抗药，主要有硝苯地平、维拉帕米和地尔硫䓬。根据药物作用持续时间，钙通道阻滞药又可分为短效制剂和长效制剂。除心力衰竭外钙拮抗药较少有禁忌证。相对于其他降压药的优势是在老年患者有较好的降压疗效，高钠摄入不影响降压疗效；在嗜酒的患者也有显著的降压作用；可用于合并糖尿病、冠心病或外周血管病患者；长期治疗还有抗动脉粥样硬化作用。主要缺点是开始治疗阶段有反射性交感活性增强，引起心率增快、面部潮红、头痛、下肢水肿，不宜在心力衰竭、窦房结功能低下或心脏传导阻滞者患者中应用。

（4）ACEI：常用的有卡托普利、依那普利、贝那普利、西拉普利。降压起效缓慢、逐渐增强。ACEI具有改善胰岛素抵抗和减少尿蛋白作用，在肥胖、糖尿病和心脏、肾脏靶器官受损的高血压患者具有相对较好的疗效，特别适用于伴有心力衰竭、心肌梗死后、糖耐量减退或糖尿病肾病的高血压患者。不良反应时刺激性干咳和血管性水肿。高钾血症、妊娠妇女和双侧肾动脉狭窄患者禁用。

（5）ARB：常用的有氯沙坦，降压作用起效缓慢，但持久而稳定。最大的特点是直接与药物有关的不良反应少，不引起刺激性干咳，患者持续治疗的依从性高。虽然治疗对象和禁忌证与ACEI相同，但ARB有自身的治疗特点。上述5种降压药是目前推荐的常用五大类降压药（图1-29）。

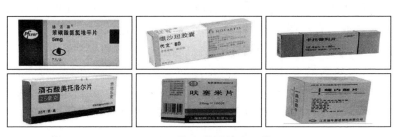

图1-29 临床学用的降压药

（6）中枢性降压药：中枢性降压药目前临床较少应用。

3. 多因素全方位治疗　血压升高是多因素作用的结果，与性别、年龄、吸烟、血脂、血糖等因素均密切相关，相互影响，因此，治疗过程中也要全方位考虑各种因素，协同治疗。

4. 高血压的中医治疗　虽然有报道中医药对高血压有明确疗效，但目前尚没有大型的临床试验证实，所以服用高血压药物还是比较合理的选择，在合理饮食的同时，可选用食疗，以平衡阴阳、调和气血。常用食疗方如下（图 1-30）。

（1）芹菜 500g 水煎，加白糖适量代茶饮；或芹菜 250g，大枣 10 枚，水煎代茶饮。

（2）山楂 30 ～ 40g，粳米 100g，砂糖 10g。先将山楂入砂锅煎取浓汁，去渣，然后加入粳米、砂糖煮粥。每日 2 次，可作上、下午加餐用，不宜空腹服，7 ～ 10 日为 1 个疗程。

（3）桃仁 10 ～ 15g，粳米 50 ～ 100g。先将桃仁捣烂如泥，加水研汁去渣，同粳米煮为稀粥。每日服 1 次，7 ～ 10 日为 1 个疗程。

（4）莲子 15g，糯米 30g，红糖适量。将上 3 味同入砂锅内煎煮，煮沸后即改用文火，煮至黏稠为度。每日早晚空腹服。

（5）新鲜荷叶 1 张，粳米 100g，冰糖少许。将鲜荷叶洗净煎汤，再用荷叶汤同粳米、冰糖煮粥。早晚餐温热食。

（6）绿豆、海带各 100g，大米适量。将海带切碎与其他两味同煮成粥。可长期当晚餐食用。

（7）生花生米浸泡醋中，5 日后食用，每天早上吃 10 ～ 15 粒，有降压、止血及降低胆固醇作用。

（8）糖、醋浸泡 1 个月以上的大蒜瓣若干，每天吃 6 瓣蒜，并饮其糖醋汁 20ml，连服 1 个月，适用于顽固性高血压。

（9）水发海参 50g，冰糖适量。海参炖烂后加入冰糖，再炖片刻。早饭前空腹 1 次食。

（10）海带 20g，草决明 10g，加水 2 碗，煎至 1 碗，去渣饮汤，每日 2 次。

（11）煮熟的黄豆浸于食醋中，2 ～ 3 日后食之，每次

10 ～ 15 粒，每日 3 次，坚持服食，有降压作用。

（12）青萝卜切碎榨汁，每次饮用 30ml，每日 2 次，连服 10 日为 1 个疗程。

（13）罗布麻叶 6g，山楂 15g，五味子 5g，冰糖适量，开水冲泡代茶饮。常饮此茶可降压，改善高血压症状，并可防治冠心病。

（14）何首乌 60g，加水煎浓汁，去渣后加粳米 100g、大枣 3 ～ 5 枚、冰糖适量，同煮为粥，早晚食之，有补肝肾、益精血、乌发、降血压之功效。

（15）淡菜、荠菜或芹菜各 10 ～ 30g，每日煮汤喝，15 日为 1 个疗程，对降压有效。

（16）胡萝卜汁，每天约需 1000ml，分次饮服。

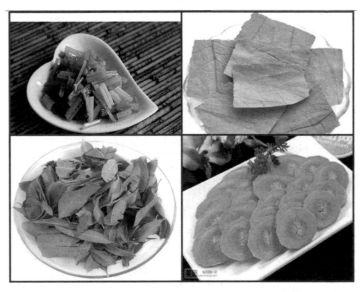

图 1-30　高血压的食疗

（二）预防糖尿病

糖尿病患者更容易发生动脉粥样硬化、高血压、肥胖和血脂异常。糖尿病是缺血性卒中的独立危险因素，糖尿病患者发生缺血性卒中的危险性是非糖尿病的 2 倍，糖耐量异常的病人患脑梗死的危险性是非糖尿病的 2 倍。糖尿病患者的治疗包括合理饮食、适当运动和药物治疗（包括控制高血糖和减少并发症）、血糖监测对预防卒中的发生是有益的。

1. **合理饮食**　饮食治疗是控制糖尿病的首要手段，其重要性不亚于药物治疗。

（1）少吃多餐：对于糖尿病患者来说，饮食首先要做到少吃多餐。糖尿病患者一日至少进食三餐。按早、中、晚各占 1/3 的主食量。在活动量稳定的情况下，要求定量，注射胰岛素或易出现低血糖者要在三次正餐之间增加 2 或 3 次加餐，临睡前的加餐更为重要。即从正餐中匀出一小部分主食留做加餐用，这是防止低血糖行之有效的方法。

（2）控制每日摄入总热量，达到或维持理想体重：理想体重（kg）＝身高（cm）－ 105。总热量要根据身高、体重、活动情况及具体病情来确定。

（3）膳食纤维：多摄入富含各种膳食纤维的食物，有助于预防和治疗肥胖、糖尿病和心血管疾病。蔬菜、豆类、各种粗杂粮、全麦和水果均为膳食纤维的良好来源。粮谷类食物是碳水化合物的主要来源，用血糖指数较低的粗杂粮代替部分精白米、精白面，如荞麦、莜麦、燕麦、麦麸、二合面、三合面（玉米面、黄豆面、白面）以及糙米，有助于血糖、血脂的控制，粗杂粮可占每日主食的 1/3。吃较软的食物，血糖上升较快。如果将大米熬成粥，其中的淀粉已经部分转化为糊精，更容易消化吸收，在人体内很快转化成葡萄糖，使血糖迅速升高，因此应少喝米粥。

（4）平衡膳食：选择多种食物，经过适当搭配做出的膳食，这种膳食能满足人们对能量及各种营养素的需求。一日膳食中食物构成要多样化，各种营养素应品种齐全，包括供能食物，即蛋白质、脂肪及碳水化合物等。不同种类食物的营养素不同，动物性食物、豆类含优质蛋白质；蔬菜、水果含维生素、矿物盐及微量元素；谷类、薯类和糖类含碳水化合物；食用油含脂肪；肝、奶、蛋含维生素 A；肝、瘦肉和动物血含铁。荤素混食，合理搭配，从而能提供必需的热能和各种营养素。

（5）蔬菜富含无机盐、维生素和食物纤维，热量低、具有饱腹作用，是糖尿病患者必不可少的食物。除含糖类稍多的蔬菜，如胡萝卜、土豆、藕、豌豆等按限量选用外，其他的可任意选用。蔬菜每天至少在 300～500g。

（6）水果：水果类含单糖、双糖较多，血糖尚未达标时不宜食用。若血糖控制良好，可在两餐间或临睡前食用，同时相应减少主食量(橘子 200g 可换成主食 25g)。凡食后易引起血糖升高者，最好不吃。黄瓜西红柿含糖量很低，可替代水果食用。

（7）适量选择优质蛋白质：肉类、禽类、鱼类、蛋、牛奶、奶酪和大豆均是优质蛋白的来源。选用时尽量多选精瘦肉和鱼类，少选肥肉和动物内脏，以减少脂肪摄入。蛋黄、鱼籽和动物内脏等含胆固醇相当高，应尽量少用或不用。大豆含有卵磷脂、植物甾醇可降低血胆固醇。

（8）减少或禁忌单糖及双糖食物：单糖和双糖的吸收比多糖（淀粉类）要快，它们在肠道内不需要消化酶，可直接被吸收入血液，使血糖迅速升高。过多摄入含单糖和双糖类食物，可使体内三酰甘油合成增强并使血脂升高。此外，过多摄入单糖和双糖可能导致周围组织对胰岛素作用的不敏感，加重糖尿病的病情。

（9）减少食盐摄入：低盐摄入量能有效降低 2 型糖尿病或葡萄糖不耐受人群的血压，提倡每人每天摄入食盐量小于 6g，除此之外，还要当心那些含盐的食物和调料，如果吃了一含盐制剂，就相应减少烹调用盐，这样才能避免摄盐过多。这类食品主要包括①调味品：味精、酱油、番茄酱、甜面酱、黄酱、辣酱、腐乳等；②腌制品：咸菜、酱菜、咸蛋等；③熟肉制品：香肠、午餐肉、酱牛肉、火腿、烧鸡、鱼干等；④方便快餐食品：方便面调料、速冻食品、罐头食品等；⑤零食：甜点、冰激凌、饮料、话梅、果脯、肉干等，它们虽然以甜味为主，里面也同时含有很多盐。

（10）多饮水，限制饮酒：每克酒精产生热能 7kcal，不含其他营养素，长期饮用对肝脏不利，也易引起高脂血症。酒精可能诱发应用磺脲类或胰岛素治疗的患者发生低血糖。因此还是不饮酒为宜。

2. 降糖药物的分类

（1）胰岛素：包括短效胰岛素、中长效胰岛素注射剂、胰岛素类似物、预混胰岛素等。该类制剂主要适用于需要采用胰岛素来维持正常血糖水平患者的治疗。

（2）格列奈类药物：常用的药物有瑞格列奈和那格列奈，为非磺脲类促胰岛素分泌药，主要通过刺激胰岛素的早期分泌相降低餐后血糖，其特点为吸收快、起效快、作用时间短。常见不良反应也是低血糖，但发生率和严重程度较磺脲类药物轻。

（3）磺脲类药物：常用药物有格列本脲、格列齐特、格列吡嗪、格列喹酮和格列美脲等。磺脲类药物为促胰岛素分泌药，主要通过增加胰岛素分泌降低血糖。适宜不太肥胖的 2 型糖尿病患者。常见不良反应为低血糖。

（4）双胍类药物：其降糖作用机制是促进组织无氧糖酵解，加强肌肉等组织对葡萄糖的利用，同时抑制肝糖原的异生，减少葡萄糖的产生。此外还可抑制胰高血糖素的释放。是肥胖糖尿病患者的一线用药。此类药物包括盐酸二甲双胍、盐酸二甲双胍缓释片。

（5）复方制剂：格列本脲与盐酸二甲双胍、格列齐特与盐酸二甲双胍的复方制剂等。这两种降糖药作用互补，可改善 2 型糖尿病患者的血糖控制。格列本脲通过促进胰腺 B 细胞的胰岛素释放来降低血糖，盐酸二甲双胍可改善 2 型糖尿病患者外周组织的胰岛素抵抗性，同时减少肝糖生成，但无法刺激胰岛素分泌。

（6）噻唑烷二酮类药物：是一种具有高选择性 PPARγ 激动药。其作用机制为通过增加胰岛素的敏感性而有效控制血糖。此类药物包括盐酸曲格列酮、马来酸罗格列酮、盐酸吡格列酮等。

（7）磺酰脲类药物：其作用机制为刺激胰岛 B 细胞分泌胰岛素，从而降低血糖。磺酰脲类药物是非肥胖的 2 型糖尿病患者的一线治疗药物，所有的磺酰脲类药物均能引起低血糖。此类药物包括格列本脲、格列吡嗪、格列喹酮、格列齐特、格列美脲等。

临床常用降糖药见图 1-31。

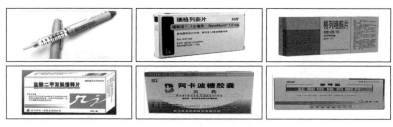

图 1-31　临床常用降糖药物

3.糖尿病的中医治疗　中医将糖尿病归属于"消渴",认为消渴病是由于先天禀赋不足,复因情志失调、饮食不节等原因所导致的以阴虚燥热为基本病机,以多尿、多饮、多食、乏力、消瘦,或尿有甜味为典型临床表现的一种疾病。根据其表现程度的轻重不同,辨证为上消、中消、下消。基本病机是阴虚为本,燥热为标,故清热润燥、养阴生津为本病的治疗大法。

分证论治如下。

(1)上消　肺热津伤

症状:烦渴多饮,口干舌燥,尿频量多;舌边尖红,苔薄黄,脉洪数。

治法:清热润肺,生津止渴。

方药:消渴方。

药物组成:天花粉 10g,黄连 6g,藕汁 50ml,生地黄汁 50ml。

方中重用天花粉以生津清热,佐黄连清热降火,生地黄、藕汁等养阴增液,尚可酌加葛根、麦冬以加强生津止渴的作用。若烦渴不止,小便频数,而脉数乏力者,为肺热津亏,气阴两伤,可选用玉泉丸或二冬汤。玉泉丸中,以人参、黄芪、茯苓益气,天花粉、葛根、麦冬、乌梅、甘草等清热生津止渴。二冬汤中,重用人参益气生津,天冬、麦冬、天花粉、黄芩、知母清热生津止渴。二方同中有异,前者益气作用较强,而后者清热作用较强,可根据临床需要加以选用。

(2)中消　胃热炽盛

症状:多食易饥,口渴,尿多,形体消瘦,大便干燥;苔黄,脉滑实有力。

治法：清胃泻火，养阴增液。

方药：玉女煎。

组成：生石膏15g，熟地黄 / 生地黄15～30g，麦冬6g，知母9g，川牛膝15g。

方中以生石膏、知母清肺胃之热，生地黄、麦冬滋肺胃之阴，川牛膝活血化瘀，引热下行。可加黄连、栀子清热泻火。大便秘结不行，可用增液承气汤润燥通腑、"增水行舟"，待大便通后，再转上方治疗。本证亦可选用白虎加人参汤。方中以生石膏、知母清肺胃、除烦热，人参益气扶正，甘草、粳米益胃护津，共奏益气养胃、清热生津之效。

对于病程较久，以及过用寒凉而致脾胃气虚，表现口渴引饮，能食与便溏并见，或饮食减少，精神不振，四肢乏力，舌淡，苔白而干，脉弱者，治宜健脾益气、生津止渴，可用七味白术散。方中用四君子汤健脾益气，木香、藿香醒脾行气散津，葛根升清生津止渴。《医宗金鉴》等书将本方列为治消渴病的常用方之一。

（3）下消　辨证分为肾阴亏虚和阴阳两虚。

肾阴亏虚

症状：尿频量多，浑浊如脂膏，或尿甜，腰膝酸软，乏力，头晕耳鸣，口干唇燥，皮肤干燥、瘙痒；舌红，脉细数。

治法：滋阴补肾，润燥止渴。

方药：六味地黄丸。

药物组成：山药、山茱萸、熟地黄、泽泻、牡丹皮、茯苓各15g。

方中以熟地黄滋肾填精为主药；山茱萸固肾益精，山药滋补脾阴、固摄精微，该二药在治疗时用量可稍大；茯苓健脾渗湿，泽泻、牡丹皮清泄肝肾火热，共奏滋阴补肾、补而不腻之效。阴虚火旺而烦躁，五心烦热，盗汗，失眠者，可加知母、黄柏滋阴泻火。尿量多而浑浊者，加益智仁、桑螵蛸、五味子等益肾缩泉。气阴两虚而伴困倦，气短乏力，舌质淡红者，可加党参、黄芪、黄精补益正气。

阴阳两虚

症状：小便频数，浑浊如膏，甚至饮一溲一，面容憔悴，耳轮干枯，腰膝酸软，四肢欠温，畏寒肢冷，阳痿或月经不调；舌苔淡白而干，脉沉细无力。

治法：温阳滋阴，补肾固摄。

方药：金匮肾气丸。

方中以六味地黄丸滋阴补肾，并用附子、肉桂以温补肾阳。本方以温阳药和滋阴药并用，正如《景岳全书·新方八略》所说："善补阳者，必于阴中求阳，则阳得阴助，而生化无穷；善补阴者，必于阳中求阴，则阴得阳长，而泉源不竭。"而《医贯·消渴论》更对本方在消渴病中的应用作了较详细的阐述："盖因命门火衰，不能蒸腐水谷，水谷之气，不能熏蒸上润乎肺，如釜底无薪，锅盖干燥，故渴。至于肺亦无所禀，不能四布水津，并行五经，其所饮之水，未经火化，直入膀胱，正谓饮一升溲一升，饮一斗溲一斗，试尝其味，甘而不咸可知矣。故用附子、肉桂之辛热，壮其少火，灶底加薪，枯笼蒸溽，稿禾得雨，生意维新。"

对消渴而证见阳虚畏寒的患者，可酌加鹿茸粉 0.5g，以启动元阳，助全身阳气之气化。本证见阴阳气血俱虚者，则可选用鹿茸丸以温肾滋阴，补益气血。上述两方均可酌加覆盆子、桑螵蛸、金樱子等以补肾固摄。

消渴多伴有瘀血的病变，故对于上述各种证型，尤其是对于舌质紫暗，或有瘀点瘀斑，脉涩或结或代，及兼见其他瘀血证候者，均可酌加活血化瘀的方药。如丹参、川芎、郁金、红花、山楂等，或配用降糖活血方。方中用丹参、川芎、益母草活血化瘀，当归、赤芍、白芍养血活血，木香行气导滞，葛根生津止渴。

（三）防治高脂血症

对有发生卒中风险的病人，要控制高胆固醇血症，调节饮食或药物降低血脂。血脂主要是指血清中的胆固醇和三酰甘油。无论是胆固醇含量增高，还是三酰甘油含量增高，或是两者皆增高，统称为高脂血症。

1. 分类　根据血清总胆固醇、三酰甘油和高密度脂蛋白-胆固醇的测定结果，高脂血症分为以下四种类型。

（1）高胆固醇血症：血清总胆固醇含量增高，而三酰甘油含量正常。

（2）高三酰甘油血症：血清三酰甘油含量增高，而总胆固醇含量正常。

（3）混合型高脂血症：血清总胆固醇和三酰甘油含量均增高。

（4）低高密度脂蛋白血症：血清高密度脂蛋白-胆固醇（HDL-C）含量降低。

2. 降脂药分类

（1）他汀类：临床常用有洛伐他汀、辛伐他汀、普伐他汀、阿托伐他汀。他汀类是目前调节血脂类药物中发展最快同时也是临床使用最多的药物，能够减慢胆固醇在体内的合成。

（2）烟酸类：有烟酸及阿昔莫司。可以减少肝脏中极低密度脂蛋白的合成与分泌，加速脂蛋白中三酰甘油的水解，因而其降三酰甘油的作用明显；还可增加胆汁中胆固醇的排泄。

（3）苯氧芳酸类：有非诺贝特、吉非贝齐、苯扎贝特等。能抑制肝中低密度脂蛋白的合成和分泌，加速低密度脂蛋白的分解、代谢，促进胆固醇排泄，降三酰甘油的作用比降胆固醇的作用强，对原发性高胆固醇血症及高三酰甘油症有效。有利于预防动脉粥样硬化病变的发生与发展。

（4）胆酸结合树脂：有考来烯胺（消胆胺）、考来替泊（降胆宁）。能促进胆固醇转化为胆酸，促进胆酸随大便排出，使低密度脂蛋白 LDL 加速分解。

（5）氯贝丁酯类：安妥明、安妥明铝等。能抑制脂蛋白合成及促进胆固醇排泄的药物，使血中极低密度脂蛋白及三酰甘油分解加速，降低血中三酰甘油；减少胆固醇的生成，促进胆固醇在胆汁及肠道的排泄，适用于Ⅳ型高脂血症，对黏液性水肿、肾病、糖尿病性高脂血症有效。

（6）亚油酸：有亚油酸、亚油甲苯胺等，是一种不饱和脂肪酸，可降低胆固醇。其安全性及实际疗效尚待进一步验证。

（7）激素类降脂药：有右旋甲状腺素钠、脱羟雌酮、羟次甲氢龙等，右旋甲状腺素钠可使胆固醇下降，对三酰甘油也有明显作用，适用于Ⅱ、Ⅳ型高脂血症，但因增加心肌耗氧量及促进糖代谢，故冠心病及糖尿病忌用。脱羟雌酮用于绝经后妇女替代治疗很有效，长期使用可使乳房胀大、女性化及水肿，并有发生宫颈癌的危险。羟甲烯龙能明显降低胆固醇及三酰甘油浓度，长期应用可引起月经失调及肝损害、男性化等。

（8）其他降脂药：①泛硫乙胺。调节血脂的能力是中等度的，与阿昔莫司及益多酯调节血脂的幅度相近似。泛硫乙胺突出优点是不良反应少而轻，对肝肾功能未见有害作用，且停药后 1 个月，仍能保持明显的调节血脂效果。②谷甾醇。结构与胆固醇相似，需大剂量服用，临床较少使用。③新霉素。可改变肠道菌群，使胆酸不能转化为容易吸收的胆氧胆酸而排泄。④弹性酶。是由胰腺提取或由微生物发酵的一种易溶解的弹性蛋白，能阻止胆固醇的合成及促进胆固醇转化成胆酸，从而使血清总胆固醇水平下降。另外，它还有抗动脉粥样硬化及抗脂肪肝的作用。该药主要用于除纯合子家族性高胆固醇血症以外的高胆固醇血症。弹性酶调节血脂的能力较弱，但它几乎无不良反应，一些血清总胆固醇水平轻度升高者，还是可先试用弹性酶。⑤普罗布考。有利于抑制动脉粥样硬化的形成与发展，不仅适用于一般的高胆固醇血症，而且能降低缺乏 LDL 受体的纯合子家族性高胆固醇血症患者的血清总胆固醇水平，但不良反应明显。临床常用的调节血脂药物见图 1-32。

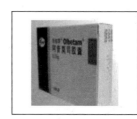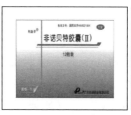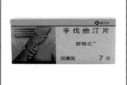

图 1-32　临床常用降脂药物

3. 临床应用

（1）单纯性胆固醇增高：是血浆胆固醇水平高于正常，而三酰甘油正常，这种情况可选用胆酸结合树脂、普罗布考、弹性酶烟酸，其中他汀类为最佳选择。

（2）单纯性高三酰甘油血症：轻微至中度可通过饮食治疗，使血浆三酰甘油水平降至正常，不必进行药物治疗；而对中度以上的，可选用烟酸类、贝特类和鱼油制剂。

（3）混合型：既有胆固醇升高，同时又有三酰甘油升高，若是胆固醇升高则选用他汀类，如是三酰甘油升高为主，则可选用贝特类、烟酸类，肾功能不全时辅以小剂量，避免大剂量服用。

（4）联合用药：对于严重的高脂血症，考虑联合用药，只要不是同类药均可考虑联合给药，①对严重胆固醇升高者，可用他汀类，加胆酸结合树脂或烟酸加贝特类药物；②对于重度三酰甘油升高者，可采用亚油酸加贝特类。

4.**高脂血症的中医治疗**　高脂血症属于中医学"痰湿""浊阻""血瘀"范畴，也有人认为高脂血症属于"污血"范畴，污血由饮食水谷之浊气，水谷不化之痰湿，瘀滞不通之血液结于脉中而成，从病症角度讲，散见于心痛、心悸、癫痫、眩晕、中风、消渴、脉痹等杂病中。其发生主要由于水谷的异常转化导致脂膏堆积，最终转化为痰浊、血瘀而致。本病主要责之脾肾两脏，涉及肝胆。

从高脂血症的病理基础着手，治之应从调理肝、肾、脾三脏功能入手，在辨证施治基础上，常用具有降脂作用的药物，并根据"久病入络""久病必瘀""痰瘀互结"之理论活血逐瘀、涤痰通络，共奏痰瘀同治之功。

脾胃虚弱证治以益气健脾祛瘀降脂；气血亏虚证治以益气补血通络降脂；肝肾亏虚证治以补益肝肾、养阴降脂；脾肾阳虚证治以温补脾肾、化浊降脂；肝火痰热证治以平肝潜阳、化痰降脂；痰瘀互结证治以活血化瘀、通络降脂。

以脾、肝、肾虚为本，而痰浊内蕴、瘀血阻络则为标。标本兼治，健脾利湿、调补肝肾、活血化瘀，通过扶正，增强脏腑功能，改善脂质代谢，并重用活血祛瘀药，兼以除浊，促进排泄，从而确保有效的降脂作用。

近年来随着医药技术的不断发展，出现了许多降脂效果好、不良反应少的中成药，如血脂康、绞股蓝总苷片、脂必泰等。

5.高脂血症的食疗　饮食治疗是高脂血症治疗的基础，无论是否采取任何药物治疗，首先必须进行饮食治疗。饮食治疗无效或患者不能耐受时，方可用药物治疗。在服用降脂药物期间也应注意饮食控制，以增强药物的疗效。饮食注意以下原则。

（1）减少脂肪摄入：减少动物性脂肪如猪油、肥猪肉、黄油、肥羊、肥牛、肥鸭、肥鹅等，这类食物饱和脂肪酸过多，脂肪容易沉积在血管壁上，增加血液的黏稠度，饱和脂肪酸能够促进胆固醇吸收和肝脏胆固醇的合成，使血清胆固醇水平升高。饱和脂肪酸长期摄入过多，可使三酰甘油升高，并有加速血液凝固作用，促进血栓形成。烹调时，应采用植物油，如豆油、玉米油、葵花籽油、茶油、芝麻油等，每日烹调油 10 ～ 15ml。

（2）限制胆固醇摄入：胆固醇是人体必不可少的物质，但摄入过多的确害处不少，膳食中的胆固醇每日不超过 300mg，忌食含胆固醇高的食物，如动物内脏、蛋黄、鱼子、鱿鱼等食物。植物固醇存在于稻谷、小麦、玉米、菜籽等植物中，植物固醇在植物油中呈现游离状态，确有降低胆固醇作用，而大豆中豆固醇有明显的降血脂作用，提倡多吃豆制品。

（3）摄入足够的蛋白质：蛋白质的来源非常重要，主要来自于牛奶、鸡蛋、瘦肉类、禽类（应去皮）、鱼虾类及大豆、豆制品等食品。但植物蛋白质的摄入量要在 50% 以上。

（4）减少糖摄入：不要过多吃糖和甜食，因为糖可转变为三酰甘油。每餐应七八分饱。应多吃粗粮，如小米、燕麦、豆类等食品，这些食品中纤维素含量高，具有降血脂的作用。

（5）多吃富含维生素、无机盐和纤维素的食物：应多吃鲜果和蔬菜，它们含维生素 C、无机盐和纤维素也较多，能够降低三酰甘油、促进胆固醇的排泄。可选用降脂食物，如酸牛奶、大蒜、绿茶、山楂、绿豆、洋葱、香菇、蘑菇、平菇、金针菇、木耳、银耳、猴头菇等。近年发现菇类中含有丰富的"香菇素"，每 3 ～ 4 朵的香菇中含香菇素 100mg，具有降脂和保健作用。山楂、花生、淡菜、萝卜、玉米、海带、豆腐、牛奶、黄豆等食物均有降低血脂的作用。

（6）戒酒：酒能够抑制脂蛋白酶，促进内源性胆固醇和三酰甘油的合成，导致血脂升高。

（7）少盐：多采用蒸、煮、炖、氽、熬的烹调方法，坚持少盐饮食，每日食盐 6g 以下。

6. 常用降血脂食品及食疗方

（1）降血脂食品。①大蒜：可升高血液中高密度脂蛋白，对防止动脉硬化有利。②茄子：在肠道内的分解产物可与过多的胆固醇结合，使之排出体外。③香菇及木耳：能降血胆固醇和三酰甘油。④洋葱及海带：洋葱可使动脉脂质沉着减少；而海带中的碘和镁，对防止动脉脂质沉着也有一定作用。⑤大豆：研究人员发现，每天吃 115g 豆类，可使血胆固醇降低 20%，特别是与动脉粥样硬化形成有关的低密度脂蛋白降低明显。⑥茶叶：茶能降血脂，茶区居民血胆固醇含量和冠心病发病率明显低于其他地区。⑦鱼类：鱼中含有大量高级不饱和脂肪酸，对降血胆固醇有利。⑧植物油：含有人体必需的不饱和脂肪酸，能降血胆固醇，尤以芝麻油、玉米油、花生油等为佳。⑨其他食物：如山楂、芹菜、冬瓜、粗燕麦、苹果等，均有不同程度降血脂作用。

（2）比较常用的食疗方

［田三七粥］　配方：田三七粉 3g，粳米 50g，白糖适量。制法：粳米加水适量，煮至粥成，入三七粉和白糖，稍煮即可。功效：活血散瘀。用法：每日 1 剂，分 2 次热服。1 个月为 1 个疗程。

［山楂黄精粥］　配方：山楂 15g，黄精 15g，粳米 100g。制法：山楂、黄精煎取浓汁后去渣，入粳米煮粥，粥成时入白糖调味即可。功效：健脾祛瘀，降血脂。用法：可作早晚餐或点心服食。

［降脂减肥茶］　配方：干荷叶 60g，生山楂、生薏苡仁各 10g，花生叶 15g，橘皮 5g，茶叶 60g。制法：将上药共为细末，以沸水冲泡代茶饮。功效：清热消食，降脂化湿。用法：每日 1 剂，不拘时频饮。

［紫菜豆腐汤］　配方：紫菜 20g，猪瘦肉 50g，嫩豆腐 100g。制法：紫菜撕成小片，豆腐切成条，猪肉切成薄片。锅中放鲜汤，用中火烧开，加入紫菜、豆腐，水沸再入猪肉片，肉片将熟入味精，

淋入香油调味。功效：软坚化痰，清热降脂。用法：佐餐食用。

[消脂健身饮]　配方：焦山楂 15g，荷叶 3g，生大黄 5g，生黄芪 15g，生姜 2 片，生甘草 3g。制法：上各味同煎汤。功效：益气消脂，轻身健步。用法：每日 1 剂，不拘时频饮。

[健脾饮]　配方：橘皮 10g，荷叶 15g，炒山楂 3g，生麦芽 15g，白糖适量。制法：橘皮、荷叶切丝，和山楂、麦芽一起，加水 500ml 煎煮 30min，去渣留汁，加入白糖即可。功效：健脾导滞，升清降浊。用法：每日 1 剂，代茶饮（图 1-33）。

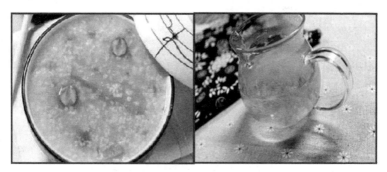

图 1-33　高脂血症常用食疗方

（四）其他一级预防措施

1. 防治心脏病　各种心脏病都可能增加卒中的危险性，房颤是最重要的卒中先兆，5 岁以后每增加 10 岁，房颤的发生率增加 2 倍，心肌缺血、左房扩大、瓣膜钙化、狭窄粘连、左心房收缩功能减退也可能促发卒中发生。心源性卒中的预防主要是以抗凝治疗为主，而服用阿司匹林可能减少非心源性栓子引起的卒中。因此目前推荐用华法林抗凝治疗来预防房颤性卒中。

2. 改善生活方式　包括戒烟、戒酒或减少饮酒，控制饮食，经常性体育锻炼和体力劳动，加强性格锻炼，避免发怒，坚持服用适当的降压药物。烟草含有尼古丁等多种有毒物质，吸入后会刺激神经，使血管痉挛，血压升高，血中胆固醇增高，加速动脉硬化，血液黏稠度增高和血流变慢，容易形成脑血栓。更多的流行病学研究证明，饮酒者脑血栓的发生率比非饮酒者高，饮酒者可伴发致死性和非致死性颅内出血。

此外，肥胖易引发高血压、高血糖、高血脂及动脉粥样硬化，这些都是卒中的危险因素。运动能降低血压、体重和心率，降低胆固醇、减少血小板聚集，是预防卒中的最理想的办法，现在已知高钠低钾易发生卒中，这可能是高血压的发病率增加所致。故限盐、补钾、低脂饮食，每天摄入适量新鲜水果和蔬菜、豆制品有利于高血压危险因素的控制。

二、二 级 预 防

卒中的二级预防就是指对已出现脑缺血症状如短暂性脑缺血发作或已有卒中发作史的患者开展预防，即为防止再次发生卒中所采取的防治措施。卒中疾病的常见危险因素包括高血压、糖尿病、高脂血症、吸烟、酗酒等因素，口服避孕药、过高热量饮食、过大活动量亦可能与卒中的发作有关。

1. 血压控制　控制高血压可使卒中相对危险下降 35% ～ 45%，其中收缩压下降 5 ～ 6mmHg（1mmHg=0.133kPa），治疗 3 年后卒中发生率下降 42%，而且降低脑卒中事件的发生主要与血压降低的幅度相关，而不是与药物种类有关。血压的降低与脑卒中危险降低呈剂量反应相关性，每降低收缩压 10mmHg 可降低脑卒中危险 31%，目前多建议单药或联合用药降压。

2. 血糖控制　严格控制血糖可降低 25% 的微血管事件，15% ～ 33% 的卒中患者有糖尿病，糖尿病是 9% 的复发性卒中的原因。总之，糖尿病是卒中发病和复发最重要的病因。因此应严格控制血糖，使糖化血红蛋白水平 ≤ 7%。

3. 血脂控制　低密度脂蛋白胆固醇的升高和高密度脂蛋白胆固醇的降低可能影响卒中的发生。高三酰甘油和高胆固醇亦与脑卒中的复发紧密相关，因此应该严格控制血脂，建议患者低脂饮食。

4. 生活习惯调整　肥人多痰湿，形体肥胖之人，易于痰湿阻滞，加之活动减少，阳气不足，虚气留滞，久之痰瘀互结形成卒中。长久吸烟，肺气受伤，肺阴耗损，烟性热灼，久之则肺液被灼成痰,肺朝百脉,如此则导致血脉瘀滞发生卒中。大量饮酒助阳生风,引起气血升动,阴阳失调而形成卒中。

5. 颈动脉血运重建术　对有症状并且大血管严重狭窄(狭窄＞70%)的患者建议颈动脉内膜剥脱术,而轻度狭窄(狭窄＜50%)应选择内科治疗。颈动脉内膜剥脱术已用于动脉粥样硬化致颈内动脉狭窄患者的卒中二级预防,但有一定的手术风险,手术的成功率部分取决于外科医生的技术水平。

6. 抗血小板治疗　抗血小板治疗以阿司匹林、氯吡格雷和双嘧达莫为主要用药,单用双嘧达莫或与阿司匹林联合应用均可减少卒中复发,并且联合应用的耐受性良好。与阿司匹林相比,氯吡格雷在预防血管性事件发生方面效果更好,但多用于高危患者,而且不良反应大。由于阿司匹林在二级预防中的有效性、廉价性、安全性的特点,成为最广泛的二级预防一线抗血小板药物。

7. 抗凝治疗　目前的研究仅支持抗凝药用于有心源性栓塞危险的患者,对于非心源性缺血性脑卒中和短暂性脑缺血发作患者,不推荐首选口服抗凝药物预防脑卒中和短暂性脑缺血发作复发。

8. 中医药治疗　卒中的病机主要为风火痰瘀虚,其中以虚(肝肾精亏,气血虚少)为其本,风、火、痰、瘀为其标。天丹通络胶囊、脉络宁、葛根素、诺迪康胶囊、通心络胶囊等中成药与阿司匹林联合使用,比单用阿司匹林的防复发的效果更佳。定期使用复方丹参注射液、银杏叶提取物也能有效降低卒中复发率;血府逐瘀汤、镇肝熄风汤、半夏白术天麻汤在中风病的二级预防中也能起到一定的作用。

9. 针灸　头针选取顶颞前斜线、顶颞后斜线,配以风池穴;针刺风池、风府、合谷、太冲、百会;项针选用风池、项部夹脊穴;选取悬钟、足三里化脓灸,配以针刺人中、内关、曲池、合谷、阳陵泉都有一定的效果。

附：健康检查报告案例

案例1　编号:201004002

姓名:查**　性别:女　年龄:61岁。检查日期:**-04-18

既往史：糖尿病，颈椎病，头晕。

家族史：高血压，脑卒中。

查体：

身高 1.52m；体重 53kg；BMI23，腹围 66cm。

血压 120/80mmHg；脉搏 80 次 / 分

神经科查体：未见异常。

生化检查：糖化血红蛋白偏高；同型半胱氨酸略高于正常；全血黏度略高于正常；其余各项指标均在正常范围。

心电图：ST 段改变。

胸部 X 线影像学诊断：未见异常。

脑电图：界限性变化脑电图。

脑地形图：d 频段能量广泛中高度增强。

心脏超声：二尖瓣轻度反流；三尖瓣轻度反流。

颈动脉超声：两侧颈动脉内膜毛糙。

认知功能检查：

简易智能量表：28 分，正常。

抑郁自评量表：28 分，正常。

焦虑自评量表：36 分，正常。

影像学检查：

颅脑 MR 平扫，两侧基底节上部可见少量 3 型脑内微小病变（NNWXBB）（＜ 7），左侧半卵圆中心可见少量深部脑白质病变，（PVH 2 度），其余未见明显异常。

中医体质评价：阴虚体质转化分 =53 分（＞ 40 分），偏阴虚体质。

结论：

本次脑健康检查发现存在血管性危险因素是：高血压、脑卒中家族史；同型半胱氨酸略高于正常；全血黏度略高于正常；脑地形图：d 频段能量广泛中高度增强；颈动脉超声：两侧颈动脉内膜毛糙；左侧额叶可见少量深部白质病变和两侧基底节上部的少量脑内微小病变。考虑脑循环欠佳所致。

建议：

1. 注意饮食，多饮水。适当运动。控制血糖。

2. 服用中药改善体质状况及改善脑循环，治疗脑内微小病变。

3. 定期随访，每年做一次脑健康检查。

案例2　编号：201004001

姓名：戴 **　女：50 岁。检查日期：**-3-30

既往史：糖尿病，雷诺病。

家族史：无。

查体：

身高 1.58m；体重 60kg；BMI24，腹围 68cm。

血压 110/70mmHg；脉搏 72 次 / 分。

神经科查体：未见异常。

血尿生化检查：各项指标均在正常范围。

心电图：正常心电图。

胸部 X 线诊断：未见明显活动性病变。

脑电图：界限性脑电图。

脑血流图：无明显异常。

TCD：所测动脉大部分弹性减弱。

心脏超声：M 型超声主要测值均在正常范围。提示：二尖瓣轻度反流，左心室舒张功能降低。

颈动脉超声：两侧颈动脉未见明显异常。

认知功能检查：

简易智能量表：正常。

抑郁自评量表：正常。

焦虑自评量表：正常。

影像学检查：颅脑 MR 平扫，两侧基底节上部可见少量 3 型 NNWXBB（＜ 7），其余未见明显异常。

结论：

本次脑健康检查发现存在血管性危险因素是：雷诺病既往史，BMI 偏高和两侧基底节上部的少量脑内微小病变。

建议：

1. 运动及合理膳食，控制血糖。

2. 服用拜阿司匹林 0.1g，每晚一次。

3. 继续中药治疗雷诺病。

4. 定期随访，每年做一次脑健康检查。

案例 3　编号：201012126

姓名：陶**　性别：女　年龄 53 岁。检查日期：**-12-1

既往史：糖尿病、头痛、高血压。

家族史：无。

查体：

身高 1.62m；体重 57kg；腹围 66cm。

血压 130/70mmHg；脉搏 80 次 / 分。

神经科查体：未见异常。

生化检查：各项指标均在正常范围。

心电图：正常心电图。

胸部 X 线诊断：未见明显活动性病变。

脑电图：未见异常。

脑血流图：未见异常。

TCD：所测动脉部分弹性减弱。

心脏超声：M 型超声主要测值均在正常范围。提示：二尖瓣轻度反流，左心室舒张功能降低。

颈动脉超声：两侧颈动脉未见明显异常。

认知功能检查：

简易智能量表：38 分。

抑郁自评量表：40 分。

焦虑自评量表：37 分。

影像学检查：颅脑 MR 平扫显示两侧基底节上部、前有孔质可见多发 2 型 NNWXBB（＞7），其余未见明显异常。

中医体质评价：阳虚质、血瘀质，有气虚、气郁倾向。

结论：

本次脑健康检查发现存在血管性危险因素是：头痛、高血压既往史和脑内微小病变。

建议：

1. 疾病宣教。控制血糖。

2. 中医体质的生活方式调养。

3. 服用中药桂枝茯苓丸加地龙，每日一剂，分两次煎服。控制血压。

4. 通调情志，保持心情舒畅。

5. 定期随访，每年做一次健康检查。

Zung 焦虑自评量表（SAS）

评定项目	很少有	有时有	大部分时间有	绝大多数时间有
1. 我感到比往常更加神经过敏和焦虑	1	2	3	4
2. 我无缘无故感到害怕	1	2	3	4
3. 我容易心烦意乱或感到恐慌	1	2	3	4
4. 我感到我的身体好像被分成几块，支离破碎	1	2	3	4
5. 我感到事事都很顺利，不会有倒霉的事情发生	4	3	2	1
6. 我的四肢抖动和震颤	1	2	3	4
7. 我因头痛、颈痛和背痛而烦恼	1	2	3	4
8. 我感到无力而且容易疲劳	1	2	3	4
9. 我感到很平静，能安静坐下来	4	3	2	1
10. 我感到我的心跳较快	1	2	3	4
11. 我因阵阵眩晕而不舒服	1	2	3	4
12. 我有阵阵要昏倒的感觉	1	2	3	4
13. 我呼吸时进气和出气都不费力	4	3	2	1
14. 我的手指和脚趾感到麻木和刺痛	1	2	3	4
15. 我因胃痛和消化不良而苦恼	1	2	3	4

续表

评　定　项　目	很少有	有时有	大部分时间有	绝大多数时间有
16. 我必须时常排尿	1	2	3	4
17. 我手总是温暖而干燥	4	3	2	1
18. 我觉得脸发烧发红	1	2	3	4
19. 我容易入睡，晚上休息很好	4	3	2	1
20. 我做噩梦	1	2	3	4

总分：＿＿＿＿＿＿＿＿＿　T分：＿＿＿＿＿＿＿＿

MMSE 简易智能精神状态检查量表

姓名：　　　　年龄：　　　　床号：　　　　住院号：

项目		记录	评分	
I 定向力 （10分）	星期几		0	1
	几号		0	1
	几月		0	1
	什么季节		0	1
	哪一年		0	1
	省市		0	1
	区县		0	1
	街道或乡		0	1
	什么地方		0	1
	第几层楼		0	1
II 记忆力 （3分）	皮球		0	1
	国旗		0	1
	树木		0	1

续表

项目		记录	评分	
Ⅲ注意力和计算力（5分）	$100 - 7$		0	1
	$x - 7$		0	1
	$x - 7$		0	1
	$x - 7$		0	1
	$x - 7$		0	1
Ⅳ回忆能力（3分）	皮球		0	1
	国旗		0	1
	树木		0	1
Ⅴ语言能力（9分）	命名能力		0	1
			0	1
	复述能力		0	1
	三步命令		0	1
			0	1
			0	1
	阅读能力		0	1
	书写能力		0	1
	结构能力		0	1
总分				

第五节 糖尿病合并短暂性脑缺血发作的体质特征

短暂性脑缺血发作（TIA）是一种反复发作的局部脑供血障碍导致的短暂性神经功能缺损。局部性、短暂性和反复性是 TIA 最主要的临床特征。临床症状一般持续 10～15min，多在 1h 内，不超过 24h。不遗留神经功能缺损症状和体征,结构性影像学(CT、MRI)检查无责任病灶。TIA 是脑梗死的前兆,及时诊断与治疗 TIA 是预防缺血性卒中的重要措施。糖尿病患者发生 TIA 的概率比普通人高 2 ~ 3 倍,因此合并糖尿病的 TIA 患者更应该积极做好一级预防。

体质是个体在形态功能结构和代谢上相对稳定的特殊状态,中医学理论认为,体质是疾病发生发展和转归的内在决定因素,本文在研究文献的基础上结合中医体质学说探索 TIA 高危因素与体质特点的关系,为具有相关体质特征的人群积极运用中药调摄体质防治卒中提供参考。

一、病因与发病机制

目前,TIA 的病因和发病机制多认为是由多种因素所致的局部脑血液循环障碍,主要原因如下。①微栓子栓塞,颈内动脉颅外段或椎动脉粥样硬化斑脱落或心脏、主动脉弓脱落的微栓子阻塞微小动脉,引起脑缺血表现,当栓子溶解时被阻塞的微动脉或侧支循环的代偿作用使症状缓解消失。②动脉壁狭窄、动脉痉挛,颈内动脉或椎 - 基底动脉先天性变异及动脉硬化性狭窄时,可使脑血流缓慢导致脑供血不足,此情况更多见于有明显增生性颈椎患者,当急剧转颈造成椎动脉扭曲,或椎体增生刺激颈交感干致椎 - 基底动脉系统痉挛,可引起椎 - 基底动脉系统 TIA;高血压患者血管应激功能增高;当过度疲劳、精神紧张或情绪激动时也可引起脑血管痉挛,产生脑局部缺血、缺氧。③脑血流动力学改变,脑动脉狭窄或闭塞时,侧支循环的血流受全身血压的影响很大,急剧的血压下降或每搏量减少时可发生 TIA。④血液黏度增高等血液成分改变,如血纤维蛋白原增高、血小板数增高等。⑤无名动脉或锁骨下动脉狭窄或闭塞所致的椎动脉 - 锁骨下动脉盗血,或颅内前后循环之间发生的盗血也可引发 TIA。

TIA 属于中医"眩晕""中风先兆""头痛""目眩"等病症范畴。中医学对"中风先兆"则早有论述,《素问·调经论》记载:"形有余则腹胀泾溲不利,不足则四肢不用,血气未并,五脏安定，肌肉蠕动，命曰微风"。其后文献中也有小中风、夕小卒中、中风先期等称谓。后世医家其论较详，如刘河间力主机体"心火暴甚"。李东垣则提出"正气自虚"。朱丹溪则主张"湿痰生热"，并提出肥人气虚挟瘀，体瘦血虚火盛之治法。张景岳："类中风，未有不由乎阴虚而然者"。赵养葵，薛立斋亦提出"真水竭、真火虚"之论。《古今医统》云："肥人眩晕，气虚有痰，瘦人眩晕，血虚有火"。清叶天士论述更详云："内风，乃身中阳气之变动"，素体"精血耗衰，水不涵木，木少滋荣，故肝阳偏亢，内风时起""木火体质，复加郁勃，肝阳愈耗，厥阳升腾，高年水亏，肝阳升逆无制操持经营，神耗精损，遂令阳不上朝，内风动跃"。近代医家张山雷云："其人中虚已久，则必有先机，为之联照，或神志不密有一于此，俱足为内风欲煽将次变动之预兆"。

从以上医家之论不难看出，中风先兆是机体生理功能失调导致风、痰、火邪的病理变化，从体质分型论治，可以起到更理想的防治作用。中医学认为，火热内灼、痰瘀交阻、邪毒犯脑、气虚血瘀是短暂性脑缺血发作的主要病机，本病以虚证为多，多虚中夹实，其实邪即包含瘀血在内，瘀血阻络是关键。由于瘀血痹阻脑脉，脑脉闭塞不通从而引发或加重各种临床症状，甚至成为不可逆的脑缺血损伤。卒中先兆的发生与机体虚损也有关，本虚在于肝肾不足、气虚血少，标实乃肝风内动、风火相生、火热内郁、瘀血内阻等；也有认为毒邪与卒中密切相关，火热内灼、痰瘀交阻、邪毒犯脑是 TIA 发生的主要病机。

二、中医九种基本体质分类

20 世纪 70 年代末以来，中医体质学说研究逐渐兴起，中医学对疾病本质的认识有了更深的理解。中医体质学说是中医基础理论的组成部分，本于传统中医学的辨证论治体系，同时又跳出了辨证的框框，把疾病的发生、各种证候的发展及预后转归等临床事件更多地归因于人的体质。中医体质学说定义的体质是一种体现了人的结构功能和心理相统一的状态，这种状态源于先天，故在相当长的时间里可以保持稳定；同时又成于后天，在一定条件的干预下，会发生变化，人的体质状态可以通过对机体脏腑功能、阴阳气血等方面的观察来衡量和描述。基于以上认识，中医体质学说主张人在体质健康的条件下，不会或不易发生疾病，即使发生疾病，往往预后良好，但在多数情况下人的体质是不平衡的，表现出各种偏性，这种偏性就会决定疾病的发生和变化，反过来疾病也会对体质的偏性造成影响，因此预防和治疗的目的都是保证体质状态平衡无偏，而基本方法则是通过辨识体质，了解其偏性并加以干预以促使其回到平衡状态。利用体质学说开展卒中预防，就是通过对卒中危险因素进行中医体质学辨识，并通过改善体质，从根本上阻止这些危险因素对机体的侵害，因而更深刻更具有针对性。中医学九种基本体质见表1-6。

表1-6　中医九种基本体质分类量表

本问卷是为了调查与您的体质有关的一些情况，从而为今后的健康管理和临床诊疗等提供参考。请逐项阅读每一个问题，根据自己近一年来的实际情况或感觉，选择最符合您的选项画圈。如果某一个问题您不能肯定如何回答，就选择最接近您实际情况的那个答案。

请注意所有问题都是根据您近一年的情况作答，而且每一个问题只能选一个答案。

一、平和质

条目	没有 （根本不）	很少 （有一点）	有时 （有些）	经常 （相当）	总是 （非常）
（1）您精力充沛吗？	1	2	3	4	5
（2）您容易疲乏吗？	5	4	3	2	1
（3）您说话声音低弱无力吗？	5	4	3	2	1
（4）您容易忘事吗？	5	4	3	2	1
（5）您比一般人耐受不了寒冷（冬天的寒冷或夏天的冷空调、电扇）吗？	5	4	3	2	1
（6）您应变能力强，能适应外界环境的变化吗？	1	2	3	4	5
（7）您容易失眠吗？	5	4	3	2	1

二、气虚质

条目	没有 （根本不）	很少 （有一点）	有时 （有些）	经常 （相当）	总是 （非常）
（1）您容易疲乏吗？	1	2	3	4	5
（2）您容易气短（呼吸短促，接不上气）吗？	1	2	3	4	5
（3）您容易心慌吗？	1	2	3	4	5
（4）您容易头晕或站起时眩晕吗？	1	2	3	4	5
（5）您喜欢安静、懒得说话吗？	1	2	3	4	5
（6）您说话声音低弱无力吗？	1	2	3	4	5
（7）您比别人容易患感冒吗？	1	2	3	4	5
（8）您活动量稍大就容易出虚汗吗？	1	2	3	4	5

三、阳虚质

条目	没有 （根本不）	很少 （有一点）	有时 （有些）	经常 （相当）	总是 （非常）
（1）您手脚发凉吗？	1	2	3	4	5
（2）您胃脘部、背部或腰膝怕冷吗？	1	2	3	4	5
（3）您感到怕冷、衣服比别人穿得多吗？	1	2	3	4	5
（4）您比一般人耐受不了寒冷（冬天的寒冷或夏天的冷空调、电扇）吗？	1	2	3	4	5
（5）您比别人容易患感冒吗？	1	2	3	4	5
（6）您吃（喝）凉的东西会感到不舒服或者怕吃（喝）凉的吗？	1	2	3	4	5
（7）您受凉或吃（喝）凉的东西后，容易腹泻、拉肚子吗？	1	2	3	4	5

四、阴虚质

条目	没有 (根本不)	很少 (有一点)	有时 (有些)	经常 (相当)	总是 (非常)
(1)您感到手脚心发热吗？	1	2	3	4	5
(2)您感觉身体、脸上发热吗？	1	2	3	4	5
(3)您口唇干燥吗？	1	2	3	4	5
(4)您的口唇比一般人红吗？	1	2	3	4	5
(5)您面部两颧潮红或偏红吗？	1	2	3	4	5
(6)您感到眼睛干涩吗？	1	2	3	4	5
(7)您感到口干咽燥、总想喝水吗？	1	2	3	4	5
(8)您容易便秘或大便干燥吗？	1	2	3	4	5

五、痰湿质

条目	没有 (根本不)	很少 (有一点)	有时 (有些)	经常 (相当)	总是 (非常)
(1)您感到胸闷或腹部胀满吗？	1	2	3	4	5
(2)您感到身体沉重不轻松或不爽快吗？	1	2	3	4	5
(3)您容易出黏汗（汗出黏腻不爽）吗？	1	2	3	4	5
(4)您上眼睑比别人肿（上眼睑有轻微隆起的现象）吗？	1	2	3	4	5
(5)您嘴里有黏黏的感觉吗？	1	2	3	4	5
(6)您舌苔厚腻或有舌苔厚厚的感觉吗？	1	2	3	4	5
(7)您平素痰多，特别是常感到咽喉部有痰块吗？	1	2	3	4	5
(8)您腹部肥满松软吗？	1	2	3	4	5

六、湿热质

条目	没有 (根本不)	很少 (有一点)	有时 (有些)	经常 (相当)	总是 (非常)
(1) 您面部或鼻部有油腻感或者油亮发光吗?	1	2	3	4	5
(2) 您易生痤疮或疮疖吗?	1	2	3	4	5
(3) 您感到口苦或嘴里有异味吗?	1	2	3	4	5
(4) 您大便黏滞不爽、有解不尽的感觉吗?	1	2	3	4	5
(5) 您容易便秘或大便干燥吗?	1	2	3	4	5
(6) 您小便时尿道有发热感、尿色浓(深)吗?	1	2	3	4	5
(7) 您带下色黄(白带颜色发黄)吗?(限女性回答)	1	2	3	4	5
或(7)您的阴囊潮湿多汗吗?(限男性回答)	1	2	3	4	5

七、瘀血质

条目	没有 (根本不)	很少 (有一点)	有时 (有些)	经常 (相当)	总是 (非常)
(1) 您的皮肤常在不知不觉中出现乌青或青紫瘀斑(皮下出血)吗?	1	2	3	4	5
(2) 您的皮肤粗糙吗?	1	2	3	4	5
(3) 您身体上有哪里疼痛吗?	1	2	3	4	5
(4) 您面色晦暗,或容易出现暗斑吗?	1	2	3	4	5
(5) 您容易有黑眼圈吗?	1	2	3	4	5
(6) 您感到眼睛干涩吗?	1	2	3	4	5
(7) 您口唇颜色偏暗吗?	1	2	3	4	5

八、气郁质

条目	没有 (根本不)	很少 (有一点)	有时 (有些)	经常 (相当)	总是 (非常)
(1) 您感到闷闷不乐、情绪低沉吗?	1	2	3	4	5
(2) 您容易精神紧张、焦虑不安吗?	1	2	3	4	5
(3) 您多愁善感、感情脆弱吗?	1	2	3	4	5
(4) 您容易感到害怕或受到惊吓吗?	1	2	3	4	5
(5) 您肋胁部或乳房胀痛吗?	1	2	3	4	5
(6) 您无缘无故叹气吗?	1	2	3	4	5
(7) 您咽喉部有异物感,且吐之不出、咽之不下吗?	1	2	3	4	5

九、特禀质

条目	没有 (根本不)	很少 (有一点)	有时 (有些)	经常 (相当)	总是 (非常)
(1) 您不是感冒也会打喷嚏吗?	1	2	3	4	5
(2) 您不是感冒也会鼻塞、流鼻涕吗?	1	2	3	4	5
(3) 您有因季节变化、温度变化或异味等原因而咳喘的现象吗?	1	2	3	4	5
(4) 您容易过敏(药物、食物、气味、花粉、季节等)吗?	1	2	3	4	5
(5) 您的皮肤容易起荨麻疹(风团、风疹块、风疙瘩)吗	1	2	3	4	5
(6) 您的皮肤因过敏出现过紫癜(紫红色瘀点、瘀斑)吗?	1	2	3	4	5
(7) 您的皮肤一抓就红,并出现抓痕吗?	1	2	3	4	5

三、TIA 与中医体质

TIA 尚未引起患者及医者的广泛重视，目前国内对这一群体体质分型的研究更是很少，而对卒中后体质分型的研究则相对较多，因 TIA 与卒中的密切关系，我们亦可从卒中这一群体的临床研究借鉴一些经验。

1. TIA 体质分型主要以虚为本，虚性体质为多数，其次为痰湿质、阴虚质等。

《灵枢·刺节真邪篇》所言："虚邪偏客于身半，其入深，内居营卫，荣卫稍衰，则真气去，邪气独留，发为偏枯。"沈金鳌云："虚为中风之根也，惟中风病由于虚久下虚上实，阴不制阳，阳气升而无制，亢而化风，内风旋动，发为中风病。"王清任也认为：元气亏损是脑卒中发生的本源，元气分布周身，左右各得其半，人行坐动转，全仗元气，若元气足，则有力，元气衰，则无力，无气则不能动，名曰半身不遂。可见虚为卒中先兆之本。

黄国鈜等对 156 例中风先兆患者的体质进行调查，结果显示，虚性体质（包括气虚质、阳虚质和阴虚质）107 例（68.6%），实性体质（包括痰湿质、湿热质、瘀血质和气郁质）48 例（30.8%），平和质 11 例（7.1%），表明卒中先兆患者的体质基础以虚占大多数，主要是气虚和阴虚，其中气虚质占 34.6%，阴虚质占 21.2%，此结果和中医学对卒中病因病机的认识相符。

李圣贤等研究也认为，卒中先兆平和质患者的比例随年龄的增长有减少的趋势，而气虚质在 40 岁以后的各年龄段比例都比较高，且随年龄的增长而增高，70 岁以上的患者比例高达 40% 以上。中年开始，由于生理上由盛转衰，逐渐出现阴阳气血失调，脏腑功能衰退。步入老年，肾中之精气逐渐衰竭，脾胃化生水谷精气的能力亦减弱，所以气虚质在老年脑卒中比例逐渐增加。现代医学也认为，人到中年后生理功能逐渐衰退，免疫功能减低，抗病能力逐渐下降。本研究中 40—69 岁的患者除气虚质较多外，痰湿质也较多，可能是因为相对于老年人来说，该年龄段的患者大部分还是上班族，平时生活饮食不规律，多食肥甘厚腻，容易生痰生湿，而 60—80 岁的患者除气虚质外，阴虚质也较为多见，因为年老脾胃虚弱，气血精液生化乏源，津血同源，而且随着年龄的增长人体津液逐渐耗竭，所以多见阴虚。

马卫琴等研究分析了 173 例卒中先兆患者，结果显示，以痰湿质、气虚质、血瘀质、阴虚质多见，其中痰湿质占 28.32%，气虚质占 21.39%，提示痰湿质、气虚质是卒中好发体质，这为防治卒中提供了依据。

2. 卒中患者体质分型的相关研究

不同类型的体质决定了不同个体对某些病因、疾病的特殊易感性和病理过程的倾向性。卒中也有好发的体质类型。

周昭辉等认为，瘀血体质与卒中的发生密切相关，通过对瘀血体质特点的研究探讨，掌握瘀血体质发病的规律和倾向性，做好一级预防和二级预防，调整和改善瘀血体质，可以降低卒中的发病率。

张云云等对 168 例缺血性脑卒中患者的中医体质类型分布以及与性别、年龄、体重的关系进行了调查，其结论为缺血性脑卒中患者的中医体质类型以气虚质、阴虚质和痰湿质为多，不同性别、年龄和体重的患者，其中医体质特点有所不同。

罗家祺对 275 例卒中经络的临床分型中发现，风痰阻络型占了 50% 以上，其次为阴虚风动型，依次为气虚血瘀型、痰湿蒙窍型。

张学文则认为瘀血证候贯穿卒中病变的始终。他将卒中分为六症：肝热血瘀、痰瘀阻窍、瘀热腑实、气虚血瘀、颅脑水瘀、肾虚血瘀，每个症候都与"瘀"有着密切的关系，在对卒中的治疗上，则以活血化瘀为基础，再对每种证型分而治之。

沈乃莹等对急性脑栓塞不同中医体质类型患者进行 HLA-DQAI 等位基因分型研究，发现 HLADQAI*0501 基因型在阴虚质明显高于正常质对照组 ($P < 0.01$)，提示 HLA-DQAI* 0501 基因与阴虚质相关联；HLA -DQAI* 0301 基因型在气虚质、痰湿质、血瘀质均明显高于正常质对照组 ($P < 0.01$)，提示 HLA-DQAI * 0301 基因与气虚质、痰湿质、血瘀质相关联。

　　蒋宏杰等将 80 例脑血栓患者分为气虚、痰湿、阴虚三组，并对其进行研究，发现这三种体质均可导致血液流变学障碍，最终导致脑血栓等相关疾病，但仍以痰湿夹瘀为多。

　　崔俊波等采用活血法治疗缺血性卒中疗效较好，也反映了瘀血体质在卒中患者中占据一定的数量。

　　此外，陈晓峰等将卒中分为痰瘀阻络、阴虚血瘀、气虚血瘀、肝阳上亢、气滞血瘀五种类型，这五种证型中，有三个证型涉及瘀血，可见瘀血型在卒中患者中的占比较大。

　　体质学说是对 TIA 病因病机的完善，不同体质类型 TIA 患者临床特点的研究，揭示了 TIA 发生发展的内在规律。掌握短暂性脑缺血发作的体质相关因素可以指导临床遣方用药。辨体质、辨病、辨证相结合的治疗更能体现"治病求本"和"整体治疗"的原则。

　　体质在 TIA 发病中的关键作用不容忽视，对 TIA 患者体质特点的研究可揭示 TIA 患者的体质基础。而体质又具有可调性，掌握了 TIA 患者的体质特点可以在 TIA 发生之前给予针对性的干预措施，积极调整"易患体质"，达到中医之"治未病"的目的。

　　TIA 患者体质的研究尚需要深化，TIA 患者中相同体质人群发病、传变和转归的特殊规律尚待进一步研究确定。随着 TIA 患者主要体质的统一化、定量化，可以在其未发病前，对有潜在病理体质的高危人群进行筛选和确定。采取积极措施、调理其体质，同时阻止致病因子对人体的侵袭，截断并防止其进一步发展，将对 TIA 的预防产生更积极的影响，这也正是中西医追求的共同目标。

第六节　糖尿病脑小血管病变病例介绍

病例 1

姓名：黄 **　性别：男　年龄：71 岁

初诊：** 年 4 月 4 日

刻下：今年 2 月体检发现脑内微小病变及血糖、血黏度偏高。

刻诉：两手均有麻木，行走欠稳。苔薄舌嫩，脉细滑。

治则：益气活血，畅筋通络。

方药：生黄芪 30g，丹皮参各 20g，桂枝 6g，防风己各 12g，制僵蚕 30g，广地龙 30g，当归 12g，川芎 12g，水蛭 12g，白芥子 15g，桃红花 9g，桑寄生 20g，三七粉 2g，全蝎粉 2g，生地黄 15g，鸡血藤 15g，络石藤 15g，玉米须 30g，益母草 15g，桃胶 30g。14 剂，水煎服，1 日 2 次。

复诊：** 年 4 月 25 日

刻下：肢麻较差，血糖基本正常。苔薄腻，舌胖嫩，脉细软。

治则：治再原方出入。

方药：生黄芪 30g，丹皮参各 30g，三七粉 2g，全蝎粉 2g，川芎 12g，防风己各 12g，制僵蚕 30g，广地龙 30g，生地黄 15g，白芥子 15g，当归 12g，桃胶 15g，益母草 15g，水蛭 12g，生首乌 12g，桑寄生 24g，桂枝 6g。14 剂，水煎服，每日 2 次。

复诊：** 年 5 月 23 日

刻下：血糖基本正常，肢软减轻，纳谷尚可。苔薄舌嫩，脉细软。

治则：治拟原方出入。

方药：生黄芪 30g，丹皮参各 30g，三七粉 2g，全蝎粉 2g，川芎 12g，防风己各 12g，制僵蚕 30g，广地龙 30g，生地黄 15g，白芥子 15g，当归 12g，葛根 20g，益母草 15g，水蛭 12g，生首乌 12g，桑寄生 24g。14 剂，水煎服，每日 2 次。

复诊：** 年 6 月 20 日

刻下：肢软少气乏力，肢麻已减，二便自调。饮食控制可，汗出较多。苔薄舌质嫩，脉细数。

治则：益气活血，滋阴清肝，益肾活络。

方药：生黄芪 30g，丹皮参各 30g，太子参 20g，天麦冬各 15g，川芎 12g，葛根 20g，生地黄 30g，红花 9g，白芥子 15g，制僵蚕 30g，广地龙 30g，防风己各 12g，炙鳖甲 15g，知黄柏 12g，枸杞子 12g，三七粉 2g，络石藤 15g，煅龙牡各 30g，苍茏术各 12g。14 剂，水煎服，每日 2 次。

复诊：** 年 12 月 26 日

刻下：头晕少寐，血压血糖基本稳定，纳谷一般，二便自调。苔薄腻，舌胖淡，脉细软。

治则：益气活血，和胃调中，安神定志。

方药：地龙、桂枝、茯苓、牡丹皮、桃仁、丹参、黄芪、山药、生地黄、佛手片、麦冬、玄参、灵芝草、珍珠母，药物等量混合，加工成颗粒剂，每次6g，每日2次，水冲服。

按：患者古稀老人，消渴年久，气血亏虚，经脉瘀阻，治拟益气活血，舒筋通络，给予"截断扭转"法治卒中之病。方中重用黄芪补气，辅以虫类药搜风通络，一诊后肢体麻木好转，加入水蛭，破血，逐瘀，通经。三诊后患者好转，给予"养阴截断方"加减制成颗粒剂长服。

病例 2

姓名：殷 * 性别：男

首诊：20** 年 6 月 21 日

主诉：头晕伴反复胸闷心悸气短 1 年。

刻下：头晕伴反复胸闷心悸气短，大便通，夜少寐，耳鸣心烦。苔薄舌淡黯，脉细软。

既往史：糖尿病，冠心病心绞痛史。

治则：益气养心，化瘀宣痹。

方药：太子参 15g，天麦冬各 12g，五味子 9g，瓜蒌皮 30g，广郁金 15g，炒枳壳 12g，紫贝齿 30g，紫丹参 30g，炒砂仁 6g，远志 12g，川黄连 6g，煅龙牡各 30g，降香片 12g，蒲黄 15g，姜半夏 15g，磁石 30g，菖蒲 3g。14 剂，水煎服，每日 2 次。

复诊：20** 年 7 月 12 日

主诉：头晕伴反复胸闷心悸。

刻下：头晕伴胸痛已瘥，胸闷未除，心悸汗出少气，耳鸣少寐，夜尿 1 或 2 次，大便质软 1 或 2 次。苔薄，舌质胖，脉细软数。

治则：益气养心，化瘀通络，脾肾两调。

方药：生黄芪 30g，生蒲黄 12g，五灵脂 12g，熟附子 6g，白术芍各 12g，丹皮参各 15g，降香片 12g，天麦冬各 12g，五味子 9g，煅龙牡各 30g，生地黄 20g，淮山药 20g，太子参 15g，广郁金 15g，炒枳壳 12g，柴胡 9g，生甘草 6g。

复诊：20** 年 7 月 19 日

主诉：时有心悸汗出。

刻下：短气心悸，汗出较多，大便日行一次，夜寐尚可，夜尿 2 次。苔薄舌淡胖，脉沉细数。

治则：原方出入。

方药：生黄芪 30g，太子参 20g，天麦冬各 15g，五味子 9g，熟附子 9g，生地黄 30g，煅龙牡各 30g，丹皮参各 15g，淮山药 20g，白术芍各 15g，山茱萸 12g，生蒲黄 15g，紫贝齿 30g，柴胡 12g，降香片 12g，生甘草 6g，广郁金 12g。

复诊：20** 年 7 月 26 日

主诉：时有心悸短气，夜尿频多。

刻下：BP：148/92mmHg。夜尿 2 或 3 次，心悸短气较差，汗出轻减，面目虚浮。苔薄舌质黯，脉细软较缓。

治则：益气活血，强心益肾。

方药：生黄芪 30g，太子参 20g，天麦冬各 15g，五味子 9g，熟附子 9g，煅龙牡各 30g，丹皮参各 30g，广郁金 15g，茯苓神各 15g，紫贝齿 30g，辰远志 12g，益智仁 15g，菟丝子 30g，桑螵蛸 12g，降香片 12g，白术芍各 12g，柴胡 12g，生甘草 6g，淮山药 15g。

复诊：20** 年 8 月 9 日

主诉：心悸气短汗出。

刻下：胸闷心悸汗出，水肿已消。大便连日 2 次，质稀，夜尿较差。苔薄舌质软，脉细软。

治则：益气养心，补肾定志。

方药：生黄芪 30g，太子参 20g，天麦冬各 15g，五味子 9g，苦丹参各 15g，熟附子 9g，煅龙牡各 30g，降香片 12g，瓜蒌皮 30g，广郁金 15g，辰远志 12g，紫贝齿 30g，生地黄 30g，茯苓神各 12g，淮山药 30g，白术芍各 15g，菖蒲 6g，桑螵蛸 12g。

病例 3

姓名：强 **　性别：女　年龄：55 岁

初诊：20** 年 5 月 23 日

主诉：头晕，胸闷心烦，心悸少寐。

刻下：面色萎黄无华，胸闷心烦，心悸少寐，大便干结。苔薄舌干红，脉细滑数。

既往史：糖尿病，1994 年因子宫内膜异位症、子宫肌瘤行全子宫切除术，因乳房纤维瘤、多发乳头状瘤行乳房手术 3 次。2 年前面瘫史。

治则：理气宽胸，安神定志。

方药：钩藤 12g，龙齿 30g，菖蒲 6g，广郁金 12g，柴胡 12g，枳壳 12g，丹皮参各 30g，白术芍各 12g，茯苓神各 30g，柏枣仁各 30g，当归 12g，知黄柏各 9g，八月札 12g，绿萼梅 6g，制香附 9g，黄芩 12g，巴戟肉 9g，甘草 6g，仙茅灵脾各 15g，陈青皮各 9g。

复诊：20** 年 6 月 6 日

主诉：头晕胸闷心悸。

刻下：头晕，胸闷心悸，脑转无力，面色萎黄，心烦少寐。苔薄舌软，脉细软。

治则：脾肾精血双调。

方药：钩藤 12g，龙齿 30g，菖蒲 6g，广郁金 12g，瓜蒌皮 30g，枳壳 12g，柴胡 12g，白术芍各 12g，当归 12g，巴戟天 12g，知黄柏各 9g，柏枣仁各 30g，茯苓神各 30g，甘草 9g，龟甲（代）12g，鹿角片 9g，枸杞子 12g，太子参 12g，仙茅灵脾各 30g。

复诊：20** 年 6 月 20 日

主诉：夜寐欠安，肢体无力。

刻下：夜寐欠安，肢软无力，自觉胸闷气短，早年有尘肺史可能。阻塞性肺通气功能降低，平素咳痰不多。苔薄舌紫黯，脉细。

治则：脾肾精血双调，益气活血通络。

方药：钩藤 12g，龙齿 30g，菖蒲 6g，广郁金 12g，瓜蒌皮 30g，枳壳 12g，柴胡 12g，白术芍各 12g，当归 12g，巴戟天

12g，知黄柏各 9g，红花 9g，茯苓神各 30g，甘草 9g，龟甲（代）12g，枸杞子 12g，太子参 12g，紫丹参 12g，仙茅灵脾各 30g，炒黄芩 15g，紫苏子 12g，紫苏梗 30g。

复诊：20＊＊ 年 7 月 12 日

主诉：胸闷心悸、肢体无力。

刻下：近诉胸闷心悸，肢软无力，心烦少寐。苔薄黄，舌红，脉细滑。

治则：心肝同调。

方药：柴胡 12g，丹皮参各 30g，瓜蒌皮 30g，广郁金 12g，枳壳 12g，黄芩 15g，柏枣仁各 30g，茯苓神各 30g，苦参片 9g，太子参 12g，天麦冬各 12g，五味子 9g，川黄连 6g，黄芩 12g，白术芍各 12g，生甘草 9g，煅龙牡各 30g，珍珠母 30g。

复诊：20＊＊ 年 8 月 15 日

主诉：胸闷少气，咽干。

刻下：少气咽干，胸闷脘痞，纳欠馨，夜寐欠安。苔薄黄舌红，脉细滑。

治则：调肝和胃，理气安中。

方药：太子参 12g，北沙参 12g，天麦冬各 12g，瓜蒌皮根各 30g，广郁金 12 个，江枳壳 12g，紫丹参 12g，柏枣仁各 30g，柴胡 12g，八月札 12g，绿萼梅 6g，姜黄连 6g，姜半夏 12g，炒砂仁 3g，荷梗 30g，白术芍各 12g，甘草 9g，茯苓神各 30g，淮小麦 30g，焦楂曲各 30g。

病例 4

姓名：张＊＊　性别：男　年龄：55 岁

初诊：20＊＊ 年 8 月 23 日

主诉：头晕，反复胸闷心悸。

刻下：心悸胸闷，心电图提示房颤，成对室早、房早，长 R-R 间歇。时有胸闷气促，夜不安寐。苔薄舌红中裂，脉结代。

既往史：既往冠心病史，糖尿病。

治则：益气活血，养心宽胸。

方药：生黄芪30g，桂枝9g，生地黄20g，天麦冬各12g，川黄连9g，蒲黄15g，五灵脂15g，丹皮参各30g，茶树根30g，柏枣仁各20g，茯苓神各30g，生甘草9g，枳壳15g，瓜蒌皮30g，广郁金15g，熟附子9g，煅龙牡各30g。

复诊：20**年9月6日

主诉：头晕，反复胸闷心悸。

刻下：房颤伴交界性早搏，室早1063个，未见R-R间歇，ST-T改变。胸闷心悸稍见改善，夜寐渐安。苔薄，舌红中裂，脉结代。

治则：益气强心，化瘀通阳。

方药：生黄芪30g，丹皮参各30g，太子参20g，川桂枝9g，熟附子9g，天麦冬各15g，小川连9g，生蒲黄12g，五灵脂15g，江枳壳15g，苦参片12g，茶树根30g，生甘草9g，瓜蒌皮30g，广郁金15g，紫贝齿30g，柏枣仁各20g，茯苓神各15g，煅龙牡各30g，白术芍各15g。

复诊：20**年10月11日

主诉：反复胸闷心悸气急。

刻下：早搏仍较频繁，精神较振，夜寐欠安。苔薄舌淡胖，脉细结代。

治则：原方出入。

方药：生黄芪30g，丹皮参各30g，太子参20g，川桂枝9g，熟附子9g，天麦冬各15g，川黄连9g，生蒲黄12g，五灵脂15g，江枳壳15g，苦参片12g，茶树根30g，生甘草9g，瓜蒌皮30g，广郁金15g，紫贝齿30g，万年青根30g，茯苓神各15g，煅龙牡各30g，白术芍各15g。

复诊：20**年4月18日

主诉：时有心慌头晕，偶有呛咳。

刻下：心悸早搏阵作，时有呛咳，头晕神疲，大便质软，腰背酸楚，苔薄舌淡胖中裂，脉细软，阵见结代。

治则：益气养心健脾。

方药：生黄芪30g，苦丹参各15g，党参9g，茯苓神各20g，白术芍各 12g，熟附子 6g，川桂枝 6g，煅龙牡各 30g，旋覆梗 12g，当归 12g，广郁金 12g，枳壳 12g，紫菀 12g，生地黄 15g，干姜 9g，天麦冬各 9g，生甘草 9g。

复诊：20** 年 6 月 20 日

主诉：时有鼻塞流涕，偶有心慌。

刻下：心悸早搏明显好转，时有鼻塞流涕，药后便溏。苔薄舌软，脉细滑。

治则：益气养心健脾。

方药：生黄芪 30g，熟附子 6g，丹皮参各 30g，苍莪术各 12g，苦丹参各 12g，党参 12g，姜半夏 30g，干姜 9g，白术芍各 12g，茵陈 15g，陈青皮各 12g，龙牡蛎各 30g，茶树根 30g，炒黄芩 15g，甘草 9g，焦楂曲各 30g，川桂枝 6g，天麦冬各 12g，万年青根 30g，茯苓神各 30g，山茱萸 30g。

病例 5

姓名：陈 **　性别：女　年龄：77 岁

初诊：20** 年 4 月 3 日

主诉：反复头痛。

刻下：头痛偏左，耳鸣项强，夜寐不安，双手蠕动。苔薄舌绛红，脉细滑数。

既往史：头痛宿疾已历十余年，去年 9 月外院颅脑 MRI 检查发现左枕叶脑软化灶，双侧半卵圆中心多发腔隙性梗死，老年性脑改变。颈椎正侧位 X 线片示：颈椎退行性变，生理曲度稍直，C_{4-5}、C_{5-6} 椎间隙略狭窄。

治则：息风潜阳，滋阴清热。

方药：龟甲 12g，生代赭 30g，僵蚕 30g，地龙 30g，吴茱萸 9g，姜黄连 9g，钩藤 12g，龙齿 30g，菖蒲 9g，郁金 12g，天麻 12g，生石决 30g，全蝎 6g，白芷 12g，丹皮参各 15g，川芎 12g，葛根 20g，川牛膝 15g，生甘草 6g，姜半夏 12g，白术芍各 12g。

复诊：20** 年 4 月 17 日

主诉：时有头胀头痛，偶有耳鸣。

刻下：双手蠕动较差，头涨头痛带及二耳及项背，纳谷欠馨，寐安便通。苔薄白，舌嫩，脉细滑。

治则：调肝养肝，祛风通窍。

方药：天麻9g，煅石决30g，川芎12g，白芷12g，葛根15g，制僵蚕30g，广地龙30g，龟甲12g，槐米30g，菖蒲9g，远志9g，水蛭12g，姜半夏15g，吴茱萸9g，川牛膝15g，延胡索12g，炒黄芩12g，全蝎粉（吞）2g，甘草6g。

复诊：**年5月8日

主诉：时有头痛头胀。

刻下：头胀头痛较前减轻，精神已振，手指蠕动已减，二便自调。苔薄舌红，脉细弦。

治则：养阴息风，疏肝潜阳，化痰祛瘀。

方药：龟甲12g，白芍30g，僵蚕30g，地龙30g，天麻15g，煅石决30g，川芎12g，葛根20g，柴胡12g，白芷12g，黄芩30g，水蛭12g，菖蒲9g，远志9g，钩藤12g，龙齿30g，全蝎粉（吞）2g，蜈蚣粉（吞）2g，川牛膝15g，夏枯草15g，延胡索15g，甘草6g。

病例6

姓名：王** 性别：女 年龄：59岁

初诊：20**年2月27日

主诉：头晕，反复心慌气短。

刻下：头晕，少寐心悸，面色潮红，口唇发绀。目前地高辛治疗中。苔薄舌紫暗，脉细软结代。

既往史：先天性房间隔缺损，2002年行修补术，2004年房颤、房速、房扑反复交替出现，伴ST-T改变。

治则：化瘀通络，宁心安神。

方药：生黄芪30g，苦丹参各15g，太子参15g，天麦冬各12g，五味子9g，熟附子9g，川桂枝6g，生地15g，干姜6g，白术芍各12g，姜黄连9g，茯苓神各30g，煅龙牡各30g，紫贝齿30g，万年青根30g，柏枣仁各20g，茶树根30g，炙紫苏子30g，炙甘草 9g，瓜蒌皮 15g，广郁金 12g，石菖蒲 9g，焦楂曲各 30g。

复诊：** 年 3 月 6 日

主诉：反复心慌头晕。

刻下：头晕，夜寐不安，心悸阵作，口干口涩，纳谷欠馨，时有呕恶。苔薄舌紫暗，脉细数，结代已减。

治则：化瘀通络，宁心安神，和胃调中。

方药：生黄芪 15g，苦丹参各 15g，太子参 12g，天麦冬各 12g，五味子 9g，钩藤 12g，龙齿 30g，菖蒲 6g，郁金 12g，川桂枝 6g，熟附子 6g，大生地 12g，干姜 6g，白术芍各 12g，茯苓神各 30g，炒枣仁 12g，姜半夏 15g，广陈皮 12g，炒枳壳 12g，合欢皮 30g，淮小麦 30g，甘草 6g，大枣 15g，焦楂曲各 30g。

复诊：20** 年 3 月 13 日

主诉：反复心慌，入睡困难。

刻下：入夜心悸，尚属平稳，夜寐欠安，腑行欠畅。苔薄舌嫩，脉细滑，结代已瘥。

刻下：化瘀通络，宁心安神，和胃调中。

方药：生黄芪 15g，太子参 12g，天麦冬各 12g，熟附子 6g，丹皮参各 12g，川桂枝 6g，生地 12g，干姜 3g，茯苓神各 15g，广陈皮 12g，姜半夏 15g，江枳壳 15g，钩藤 12g，龙齿 30g，菖蒲 6g，郁金 12g，苦参片 12g，焦楂曲各 30g，淮小麦 30g，炙甘草 6g，大枣 15g，瓜蒌皮 12g。

复诊：20** 年 3 月 27 日

主诉：时有心慌气短。

刻下：心悸、房颤较前平稳，夜寐渐安，但梦扰纷纭，腑行已畅，汗出少气面红。苔薄黄，舌暗红，脉细滑，结代已瘥。

治则：化瘀通络，宁心安神，和胃调中。

方药：生黄芪 15g，太子参 12g，天麦冬各 12g，熟附子 6g，五味子 9g，川桂枝 6g，大生地 12g，茯苓神各 15g，炒枣仁 12g，钩藤 12g，龙齿 30g，菖蒲 6g，郁金 12g，远志 9g，白术芍各 12g，姜半夏 15g，柴胡 12g，黄芩 15g，炒枳壳 12g，合欢皮 30g，淮小麦 30g，生甘草 9g，大枣 15g，苦丹参各 15g。

复诊：20** 年 4 月 10 日

主诉：反复心慌短气，时有汗出。

刻下：房颤、心悸气急较平，汗出阵作，精神已振。苔薄舌紫红，脉结代。

治则：益气养血，活血通络。

方药：黄芪 30g，太子参 30g，川桂枝 9g，熟附子 9g，生地30g，天麦冬各 12g，紫丹参 30g，大麻仁 12g，万年青根 30g，五味子 9g，茯苓 15g，白术芍各 12g，炙甘草 9g，苦参片 12g，煅龙牡各 30g，红花 9g，茶树根 30g，瓜蒌皮 15g，柏枣仁各20g，姜黄连 6g。

病例 7

姓名：郑**　性别：女　年龄：69 岁

初诊：20** 年 12 月 26 日

主诉：腹满腹胀，小便不利。

刻下：今诉肢利，小便量极少，尿常规见隐血（+），尿胆原（+++），尿蛋白（++++），白细胞（+）。腹胀，小便不利，脘痞纳呆，咳嗽气促，痰咳白沫不爽，入夜端坐，面浮足肿，按之凹陷，喘促痰鸣。苔薄舌紫暗，脉细软。

既往史：扩张型心肌病、冠心病、心功能Ⅲ级、慢性支气管炎。

治则：益气强心，利水退肿，纳气平喘，标本兼治。

告知家属，病属危重，单纯中药治疗难取速效，建议中西医协调治疗。

方药：生黄芪 30g，熟附子 9g，带皮茯苓 30g，白术芍各15g，炙紫苏子 30g，葶苈子 30g，紫丹参 30g，太子参 15g，泽泻 30g，川桂枝 9g，大腹皮子各 15g，陈皮 12g，天麦冬各 12g，五味子 9g，生地 15g，当归 12g，旋覆花 12g，生代赭 30g，车前子 30g，沉香末 2g，甘草 6g，姜半夏 15g，枳壳 12g，黄芩 12g，煅龙牡各 30g。

复诊：20** 年 1 月 5 日

主诉：头晕，颜面及双下肢水肿。

刻下：气喘较前减轻，但入夜不能平卧，两下肢水肿明显，小便已利，面浮减轻，痰咳白沫，口唇热疮疼痛，牙龈浮胀，大便日行 2 至 3 次。苔净舌光红，脉细数。

治则：益气化痰，纳气平喘，退肿。

方药：旋覆花 12g，煅代赭 30g，生黄芪 30g，炙紫苏子 30g，葶苈子 30g，白术芍各 30g，天麦冬各 18g，茯猪苓各 30g，汉防己 30g，冬瓜皮子各 20g，五味子 9g，丹皮参各 30g，沉香末 2g，当归 12g，川桂枝 9g，泽兰泻各 30g，太子参 30g，生地 30g，车前子 30g，黄芩 30g，陈皮 12g，五加皮 15g，陈葫芦 30g，甘草 9g。

复诊：20** 年 1 月 9 日

主诉：胸闷喘促，四肢水肿。

刻下：气急渐平，喘促未减，痰咳微黄，入夜已半卧位，胸闷阵作，水肿明显消退，大便时溏，肠鸣阵作。苔薄舌红，脉小滑数。

治则：治再原方出入。

方药：旋覆花 12g，煅代赭 30g，生黄芪 30g，炙紫苏子 30g，葶苈子 30g，白术芍各 30g，汉防己 15g，太子参 15g，天麦冬各 15g，五味子 9g，沉香片 2g，丹皮参各 30g，瓜蒌皮 30g，广郁金 15g，枳壳 15g，陈葫芦 30g，车前子 30g，陈皮 12g，黄芩 30g，川桂枝 9g，茯猪苓各 30g，泽兰泻各 15g，山海螺 30g，煅龙牡各 30g，川牛膝 15g，甘草 6g。

复诊：20** 年 1 月 23 日

主诉：双下肢水肿，时有气急喘促。

刻下：气急喘促较平，下肢水肿未除(++++)，尿常规已见好转，尿蛋白（++）。苔净，舌光红，脉细滑数。

治则：再宗原法守治。

方药：旋覆花 12g，生代赭 30g，生黄芪 30g，炙紫苏子 30g，白术芍各 30g，防风 30g，防己 12g，茯猪苓各 30g，泽兰泻各 30g，陈葫芦 30g，五加皮 20g，川桂枝 9g，大生地 30g，天麦冬各 15g，五味子 9g，太子参 30g，车前子 30g，冬瓜皮子各

30g，紫丹参 30g，广陈皮 12g，煅龙牡各 30g，炒黄芩 15g，川牛膝 30g。

复诊：20** 年 2 月 27 日

主诉：反复胸闷气急，四肢水肿。

刻下：四肢水肿，胸闷气急喘促，入夜端坐不能平卧，痰咳白沫，肢端青紫，小溲甚少，大便欠畅，口干，腹胀纳谷不馨，心悸不宁。苔花剥舌发绀，脉沉细数。患者 3 天前出院，目前拒服西药，要求中药治疗。因门诊观察不便，病情危重，已向家属讲明预后。家属表示同意必要时急诊救治。

治则：纳气平喘，利水通阳。

方药：旋覆花 12g，生代赭 30g，炙紫苏子 30g，葶苈子 30g，茯苓皮 30g，陈皮 12g，大腹皮 15g，白术芍各 20g，熟附子 9g，生黄芪 30g，姜黄连 9g，车前子 30g，泽兰泻各 30g，陈葫芦 30g，太子参 15g，煅龙牡各 30g，枳壳 15g，天麦冬各 15g，生地黄 20g，防己 15g，冬瓜子 30g，川牛膝 30g，甘草 9g，当归 12g，桃仁 12g，黄苡仁 30g。

病例 8

姓名：虞 **　性别：女　年龄：46 岁

初诊：20** 年 4 月 4 日

主诉：心烦失眠，偶有心悸。

刻下：夜寐欠安，心烦渐平，偶见心悸，四肢厥冷。苔薄舌嫩，脉沉细。

治则：安神定志，理气解郁。

方药：柴胡 12g，枳壳 12g，白术芍各 20g，钩藤 12g，龙齿 30g，菖蒲 6g，广郁金 12g，辰远志 9g，八月札 15g，生地 15g，干百合 12g，柏枣仁各 30g，茯苓神各 30g，川桂枝 3g，淮小麦 30g，炙甘草 9g，大枣 15g，灵芝草 30g，合欢皮 30g，制香附 12g。

复诊：20** 年 4 月 11 日

主诉：心烦失眠，偶有心悸。

刻下：药后诸症均见减轻。苔薄舌板，脉细软。

治则：再宗原法守治。

方药：柴胡 12g，枳壳 12g，白术芍各 20g，钩藤 12g，龙齿 30g，菖蒲 6g，广郁金 12g，辰远志 9g，紫苏梗 9g，生地 15g，干百合 12g，柏枣仁各 30g，茯苓神各 30g，川桂枝 3g，淮小麦 30g，炙甘草 9g，大枣 15g，灵芝草 30g，合欢皮 30g，制香附 12g。

复诊：20** 年 4 月 25 日

刻下：心烦多思，不胜烦劳，矢气频转，月经量甚少。苔薄，舌嫩脉细软。

治则：调和肝脾。

方药：柴胡 9g，当归 9g，白术芍各 9g，川芎 6g，枳壳 12g，制香附 9g，黄芩 9g，玫瑰花 3g，紫苏梗 9g，远志 6g，茯苓神各 15g，柏枣仁各 12g，干百合 12g，生地 12g，淮小麦 20g，炙甘草 9g，大枣 15g，莲子心 3g。

复诊：20** 年 5 月 9 日

刻下：头晕心烦少寐寡欢，余恙好转。苔薄舌板，脉细滑。

治则：再宗原法守治。

方药：钩藤 12g，龙齿 30g，柴胡 12g，枳壳 12g，当归 12g，白术芍各 12g，川芎 9g，生地 12g，干百合 12g，柏枣仁各 30g，茯苓神各 30g，紫苏梗 12g，制香附 12g，远志 9g，甘草 9g，淮小麦 30g，大枣 15g，合欢皮 30g，焦楂曲各 30g。

复诊：20** 年 5 月 23 日

刻下：夜寐欠安，心悸烦躁，烦热汗出，四肢清冷。苔薄腻舌嫩，脉细滑。

治则：再宗原法出入。

方药：钩藤 12g，龙齿 30g，柴胡 12g，枳壳 12g，菖蒲 6g，白术芍各 12g，柏枣仁各 30g，茯苓神各 30g，生地 20g，干百合 12g，当归 12g，知黄柏各 12g，巴戟肉 12g，远志 9g，合欢皮 30g，甘草 6g，仙茅 30g，仙灵脾 30g，焦楂曲各 30g，川芎 9g，制香附 12g，大枣 15g。

病例9

姓名：黄 ** 性别：女 年龄：65 岁

初诊：20** 年 3 月 28 日

刻下：头晕，心悸早搏，胸闷气促，痰多黄稠，大便干结，夜寐不安，纳谷尚可。苔黄腻，舌嫩，脉细滑结代。

治则：化痰宽胸，安神定志，清心通腑。

方药：瓜蒌皮 30g，广郁金 15g，枳壳实各 12g，丹皮参各 12 制南星 12g，姜半夏 30g，茯苓神各 30g，川黄连 9g，远志肉 12g，川芎 12g，苦参片 12g，柏枣仁各 30g，陈皮 12g，苍莪术各 9g，龙牡蛎 30g，大麻仁 15g，象贝母 12g，皂角刺 15g，生甘草 6g。

复诊：20** 年 4 月 4 日

刻下：复感外邪，咳嗽发热头痛，痰咳不爽，早搏又见轻浅，腑行渐畅，夜寐渐安。苔薄白腻，舌嫩，脉细滑数。结代又见好转。

治则：治再原法出入。

方药：桑菊花 12g，象贝母 12g，制南星 15g，瓜蒌 30g，黄芩 30g，柴胡 12g，姜半夏 30g，制僵蚕 30g，苦参片 12g，川黄连 6g，茯苓神各 30g，柏枣仁各 30g，远志肉 12g，广郁金 15g，枳壳 15g，川芎 12g，薄荷 6g，龙牡蛎 30g。

复诊：20** 年 4 月 11 日

刻下：心悸早搏有瘥，寐安便通，纳谷不馨。苔黄腻舌嫩，脉细滑数。

治则：治再原法出入。

方药：瓜蒌 30g，广郁金 15g，远志 12g，川黄连 9g，陈皮 12g，姜半夏 30g，枳壳 15g，柏枣仁各 30g，菖蒲 6g，制天南星 12g，苦参片 12g，苍术 12g，川厚朴 6g，茯苓神各 30g，柴胡 12g，黄芩 30g，甘草 9g，制僵蚕 30g，龙牡蛎 30g，五味子 9g。

复诊：20** 年 4 月 18 日

刻下：胸闷心悸较瘥，眩晕头胀，寐渐安，纳渐馨。苔黄腻花剥、舌嫩，脉细弦。耳聋时作，腑行通而欠畅。

治则：治再原法出入，清肝通窍。

方药：瓜蒌 30g，广郁金 15g，远志 12g，川黄连 9g，龙胆草 12g，丹皮参各 15g，栀子 12g，菖蒲 6g，钩藤 12g，龙牡蛎 30g，姜半夏 20g，五味子 9g，苦参片 12g，柴胡 12g，制天南星 12g，茯苓神各 30g，决明子 15g，黄芩 20g，焦楂曲 30g。

复诊：20** 年 4 月 25 日

刻下：心悸早搏明显好转，胸闷亦瘥，纳佳寐安，大便欠畅，耳聋减轻。苔黄腻，脉细滑。

治则：治再原方出入。

方药：瓜蒌 30g，广郁金 15g，远志 12g，钩藤 12g，龙齿 30g，菖蒲 6g，制天南星 12g，姜半夏 30g，茯苓神各 30g，柏枣仁 30g，陈皮 12g，枳壳 15g，黄芩 15g，丹皮参各 15g，姜黄连 6g，苦参片 12g，柴胡 9g，决明子 15g，甘草 6g。

病例 10

姓名：陈**　性别：女　年龄：47 岁

初诊：20** 年 7 月 12 日

刻下：糖尿病，今年 4 月因心肌炎、心律失常，行动态心电图示：室性早搏 4668 个，部分呈二、三联律。柯萨奇病毒（－），心脏超声检查未发现异常。近诉胸闷心慌气短，纳可寐安，二便调，近易发热。苔薄舌胖软，脉细数。面色少华，咳嗽咳痰欠畅。

治则：益气祛风，化痰清肺，宁心安神。

方药：藿佩兰 12g，枳壳 12g，杏米仁 12g，瓜蒌皮 30g，象贝母 12g，川厚朴 6g，茯苓神各 30g，姜半夏 15g，川桂枝 6g，白术芍各 12g，天麦冬各 9g，苦参片 12g，炒黄芩 12g，太子参 12g，生甘草 9g，龙牡蛎 30g，紫贝齿 30g，姜黄连 6g。

复诊：20** 年 7 月 18 日

刻下：咳嗽已瘥，神疲，胸闷短气，便软纳呆，早搏晨起尤甚。苔薄黄，舌嫩红，脉细软。

治则：益气和胃调中。

方药：生黄芪 30g，藿佩兰 12g，陈皮 12g，苦参片 12g，云茯苓 15g，白术芍各 12g，黄芩 15g，茶树根 30g，川桂枝 6g，生地 15g，天麦冬各 12g，五味子 9g，煅龙牡各 30g，姜黄连 6g，功劳叶 15g，灵芝草 15g，生甘草 6g，焦楂曲 30g。

复诊：20** 年 7 月 25 日

刻下：少气，干呕，倦怠，心悸尚可，咳嗽阵作，便软成形。苔薄舌质胖，边紫，脉细软。经行量多，色紫有块，伴腹痛。

治则：治再益气化瘀，养心和中。

方药：生黄芪 30g，苦丹参 12g，川桂枝 6g，生地 30g，天麦冬各 12g，钩藤 12g，龙齿 30g，菖蒲 6g，广郁金 12g，茯苓 15g，白术芍各 12g，茶树根 30g，紫贝齿 30g，柴前胡 9g，炒枳壳 12g，生蒲黄 15g，生甘草 9g，万年青根 15g，炒黄芩 12g，制香附 12g。

复诊：20** 年 8 月 1 日

刻下：心悸阵作，少气乏力，大便成形，纳谷欠馨。苔薄腻舌胖软，脉细滑。

治则：调中宁心，补肾安中。

方药：钩藤 12g，龙齿 30g，菖蒲 6g，广郁金 12g，党参 12g，白术芍各 12g，苦丹参 12g，茯苓神各 15g，柴胡 12g，炒枳壳 12g，制香附 12g，生甘草 9g，淮小麦 30g，天麦冬各 12g，五味子 9g，珍珠母 30g，灵芝草 30g，大枣 15g，炮姜炭 6g，川断仲 18g。

复诊：20** 年 8 月 15 日

刻下：心悸，少寐心烦，肢软乏力。苔薄舌淡胖边紫，脉右滑数细，左沉软。

治则：治拟原方守治。

方药：钩藤 12g，龙齿 30g，菖蒲 6g，广郁金 12g，党参 12g，柴胡 12g，当归 12g，白术芍各 9g，茯苓神各 12g，苦丹参 12g，炒枳壳 12g，紫贝齿 30g，灵芝草 15g，天麦冬各 12g，五味子 9g，生黄芪 15g，甘草 9g，炒枣仁 12g，大枣 15g。

病例 11

姓名：徐** 性别：女

初诊：20** 年 10 月 24 日

刻下：糖尿病，频繁室性早搏，历经中药调理，口舌碎痛。苔薄黄，舌淡胖，脉细数结代。

治则：治拟益气强心，清热定志。

方药：黄芩 30g，北沙参 18g，天麦冬各 12g，苦丹参 15g，熟附子 9g，川黄连 6g，紫贝齿 30g，万年青根 30g，知母 12g，人参叶 15g，野蔷薇花 15g，蒲公英 15g，板蓝根 15g，肉桂 3g，钩藤 12g，龙齿 30g，菖蒲 6g，郁金 12g，川牛膝 15g，生甘草 9g。

复诊：20** 年 11 月 7 日

刻下：头晕，口舌碎痛较前好转，心悸早搏较前减轻。苔薄舌红，脉细滑。

治则：再守原方出入。

方药：生地 30g，玄参 12g，丹皮参各 12g，北沙参 15g，天麦冬各 15g，川黄连 9g，苦参片 15g，万年青根 30g，上肉桂 3g，煅龙牡各 30g，紫贝齿 30g，人中白 12g，野蔷薇花 15g，竹叶 9g，石膏 30g，人参叶 15g，灵芝草 30g，五味子 9g，生甘草 9g，珍珠母 30g。

复诊：20** 年 12 月 5 日

刻下：头晕、体位改变或活动后加剧，心悸早搏减轻，但咳嗽加重，口腔溃疡减轻。苔薄舌嫩红，质暗，脉结代已见好转。

治则：治再原法出入。

方药：川桂枝 9g，太子参 15g，生地黄 30g，北沙参 15g，京玄参 12g，柴胡 12g，升麻 9g，川芎 12g，葛根 20g，天麦冬各 12g，川黄连 9g，熟附子 9g，煅龙牡各 30g，川牛膝 15g，人中白 12g，苦丹参各 15g，五味子 9g，生甘草 9g，知黄柏各 12g，仙茅 15g，灵脾 15g。

复诊：20** 年 1 月 9 日

刻下：头痛已瘥，口腔溃疡未发，口唇热疮仍有，心悸早搏午后加剧，伴胸闷。苔薄舌嫩红，脉沉细。

治则：治再原法出入。

　　方药：钩藤 12g，龙齿 30g，菖蒲 6g，广郁金 15g，柴胡 12g，升麻 9g，生地 15g，当归 12g，丹皮参各 15g，苦参片 15g，太子参 15g，川黄连 9g，瓜蒌皮 30g，枳壳 12g，蒲公英 15g，连翘 12g，竹叶茹 6g，生甘草 6g，川牛膝 15g，万年青根 30g，川桂枝 6g，天麦冬各 15g。

　　复诊：20** 年 1 月 23 日

　　刻下：舌尖碎痛小发，大便干结，午后心悸早搏再起，苔白腻，舌紫红，尖绛，脉细数。

　　方药：川桂枝 9g，川黄连 9g，天麦冬各 12g，大生地 20g，太子参 15g，京玄参 15g，苦丹参各 15g，连翘 12g，栀子 12g，竹叶茹各 6g，升麻 9g，当归 12g，大麻仁 12g，牡丹皮 12g，龙齿 30g，紫贝齿 30g，蒲公英 30g，生甘草 9g，川牛膝 15g，万年青根 30g。

病例 12

　　姓名：黄 **　性别：男　年龄：71 岁

　　初诊：20** 年 4 月 4 日

　　刻下：今年 2 月发现腔隙性脑梗死及血糖、血黏度偏高。刻诉：两手均有麻木，行走欠稳。苔薄舌嫩，脉细滑。

　　治则：益气活血，畅筋通络。

　　方药：生黄芪 30g，丹皮参各 20g，防风己各 12g，制僵蚕 30g，广地龙 30g，当归 12g，川芎 12g，水蛭 12g，白芥子 15g，桃红花 9g，桑寄生 20g，三七粉 2g，全蝎粉 2g，生地黄 15g，鸡血藤 15g，络石藤 15g，玉米须 30g，益母草 15g，桃树胶 30g。

　　复诊：20** 年 4 月 25 日

　　刻下：肢麻较瘥，血糖基本正常。苔薄腻，舌胖嫩，脉细软。

　　治则：治再原方出入。

　　方药：生黄芪 30g，丹皮参各 30g，三七粉 2g，全蝎粉 2g，川芎 12g，防风己各 12g，制僵蚕 30g，广地龙 30g，生地黄 15g，白芥子 15g，当归 12g，桃胶 15g，益母草 15g，水蛭 12g，生首乌 12g，桑枝 24g，桑寄生 24g。

复诊：20** 年 5 月 23 日

刻下：血糖基本正常，肢软减轻，纳谷尚可。苔薄舌嫩，脉细软。

治则：治拟原法出入。

方药：生黄芪 30g，丹皮参各 30g，三七粉 2g，全蝎粉 2g，川芎 12g，防风己各 12g，制僵蚕 30g，广地龙 30g，生地黄 15g，白芥子 15g，当归 12g，葛根 20g，益母草 15g，水蛭 12g，生首乌 12g，桑枝 24g，桑寄生 24g。

复诊：20** 年 6 月 20 日

刻诉：肢软少气乏力，肢麻已减，二便自调。饮食控制可，汗出较多。苔薄舌质嫩，脉细数。

治则：益气活血，滋阴清肝，益肾活络。

方药：生黄芪 30g，丹皮参各 30g，太子参 20g，天麦冬各 15g，川芎 12g，葛根 20g，生地黄 30g，红花 9g，白芥子 15g，制僵蚕 30g，广地龙 30g，防风己各 12g，炙鳖甲 15g，知黄柏各 12g，枸杞子 12g，三七粉 2g，络石藤 15g，煅龙牡各 30g，苍莪术各 12g。

复诊：** 年 12 月 26 日

刻下：头晕少寐，血压血糖基本稳定，纳谷一般，二便自调。苔薄腻，舌胖淡，脉细软。

治则：益气活血，和胃调中，安神定志。

方药：生黄芪 30g，丹皮参各 30g，生地黄 15g，川芎 12g，茯苓神各 30g，陈皮 12g，姜半夏 30g，砂仁 6g，佛手片 6g，枸杞子 12g，滁菊花 12g，当归 12g，白芍 12g，淮山药 12g，黄芩 15g，桑椹子 15g，灵芝草 30g，珍珠母 30g，桑枝寄生各 24g。

病例 13

姓名：海 ** 性别：女 年龄：55 岁

初诊：20** 年 9 月 19 日

刻下：今年 7 月发现小脑出血，双侧额顶叶、侧脑室多发性缺血灶。刻诉：左侧肢体偏废，行走歪斜，心烦舌强，大便欠畅，苔薄黄舌嫩脉弦滑。

治则：祛瘀化痰，祛风通络，清肝息风。

方药：川芎 12g，水蛭 12g，制僵蚕 30g，广地龙 30g，丹皮参各 15g，制天南星 15g，白芥子 15g，葛根 20g，赤白芍各 15g，天麦冬各 12g，川黄连 9g，黄芩 15g，防风己各 12g，远志 12g，菖蒲 9g，广郁金 12g，制大黄 12g，桃仁 12g，薏苡仁 12g，川淮牛膝各 20g。

复诊：20** 年 9 月 26 日

刻下：言语较畅，腑行已通，精神已正，心烦已除，能扶杖行走。苔黄腻化薄，舌嫩，脉细滑。

治则：再守原法出入。

方药：川芎 12g，水蛭 12g，制僵蚕 30g，广地龙 30g，制天南星 12g，黄连 9g，天麦冬各 15g，桃红花各 9g，赤白芍各 15g，生代赭石 30g，川淮牛膝各 30g，桑枝寄生各 24g，白芥子 30g，葛根 20g，菖蒲 9g，远志 9g，制大黄 9g，龙骨 30g，牡蛎 30g，丹皮参各 15g，三七粉 2g，全蝎粉 2g，蜈蚣粉 2g。

复诊：20** 年 10 月 10 日

刻下：言语清晰，左手握力渐复，大便渐畅，血压 120/80mmHg，形寒烘热，左上肢麻木。苔薄，舌淡嫩，脉细软。

治则：再守原法出入。

方药：川芎 12g，水蛭 12g，制僵蚕 30g，广地龙 30g，丹皮参各 15g，赤白芍各 15g，制天南星 15g，天麦冬各 12g，川黄连 9g，川桂枝 9g，白附子 12g，葛根 20g，生黄芪 30g，生代赭石 30g，白芥子 15g，鸡血藤 15g，龙牡蛎 30g，川淮牛膝各 15g，三七粉 2g，全蝎粉 2g，蜈蚣粉 2g。

复诊：20** 年 10 月 25 日

刻下：语言清晰，目糊复视未除。苔薄腻，舌淡嫩，脉细软。

治则：再守原法守治。

方药：川芎 12g，水蛭 12g，制僵蚕 30g，广地龙 30g，丹皮参各 15g，赤白芍各 15g，制天南星 15g，天麦冬各 12g，川黄连 9g，川桂枝 9g，白附子 12g，葛根 20g，生黄芪 30g，生代赭石 30g，白芥子 15g，鸡血藤 15g，龙牡蛎 30g，川淮牛膝各 15g，三七粉 2g，全蝎粉 2g，蜈蚣粉 2g，桃红花 9g。

复诊：20** 年 11 月 7 日

刻下：头痛隐隐，心悸不宁，左侧肢体麻木尚可。苔薄黄腻，舌嫩质干，脉细滑。

治则：息风化痰，活血通络。

方药：生黄芪 30g，川芎 12g，桑菊花 12g，夏枯草 12g，天麻 12g，白术芍各 12g，姜半夏 30g，僵蚕 30g，地龙 30g，水蛭 12g，桃红花 12g，龟甲 15g，槐米 30g，川牛膝 30g，龙骨 30g，牡蛎 30g，丹皮参各 30g，生石决 30g，黄芩 30g，大蜈蚣 2g。

病例 14

姓名：丘 ** 　性别：女

初诊：20** 年 3 月 21 日

刻下：糖尿病，脑出血后遗症已 6 年，右侧肢体偏废不用，近诉血压波动不易控制，面红烘热，心悸不宁，腑行欠畅，少寐心烦。苔薄黄，舌红，脉弦滑数。

治则：安神定志，潜阳息风。

方药：龟甲 15g，槐米 30g，制僵蚕 30g，广地龙 30g，白芍 30g，黄芩 20g，天麦冬各 12g，川黄连 6g，茯苓神各 15g，泽兰泻各 12g，天麻 12g，丹皮参各 15g，知黄柏各 12g，龙牡蛎各 30g，钩藤 12g，薏苡仁根各 15g，川断仲各 18g。

复诊：20** 年 3 月 28 日

刻下：血压 145/100mmHg，血压较前波动，面红已瘥，腑行已通，夜寐欠安。苔黄腻部分已化。舌嫩红，脉细弦。

治则：治拟原法出入。

方药：龟甲 15g，槐米 30g，制僵蚕 30g，明天麻 12g，广地龙 30g，丹皮参各 30g，苍莪术各 12g，生蒲黄 15g，络石藤 15g，虎杖 15g，川淮牛膝各 30g，姜半夏 30g，赤白芍各 20g，黄芩 20g，天麦冬各 12g，川黄连 9g，知黄柏各 12g，龙牡蛎各 30g。

复诊：20** 年 4 月 11 日

刻下：面红已瘥，头晕减轻，血压基本正常，二便自调，患侧肢体轻度肿胀。苔黄腻化薄，舌嫩红，脉细滑。

治则：治再原法出入。

方药：龟甲 15g，槐米 30g，川芎 12g，水蛭 12g，制僵蚕 30g，虎杖 15g，广地龙 30g，丹皮参各 30g，明天麻 12g，苍莪术各 12g，姜半夏 30g，赤白芍各 15g，生黄芪 30g，络石藤 30g，晚蚕沙 30g，益母草 30g，桃红花 9g，生蒲黄 15g，五灵脂 15g，川牛膝 30g。

复诊：20** 年 4 月 27 日

刻下：血压 160/103mmHg，7 年前脑出血，至今右侧肢体偏废，血压波动伴高脂血症，高尿酸血症，高血黏度。心电图提示：T 波改变。

刻诉：头晕面红，心悸胸闷，肢体麻木。舌强，语言欠清，腑行尚畅。苔白腻，舌嫩，脉细弦滑。

治则：潜阳息风，化痰祛瘀。

方药：龟甲 15g，槐米 30g，僵蚕 30g，地龙 30g，制胆南星 12g，姜半夏 15g，远志 9g，菖蒲 9g，川芎 12g，葛根 20g，夏枯草 12g，黄芩 15g，天麻 12g，龙牡蛎各 30g，泽泻 15g，益母草 15g，川牛膝 15g，白术芍各 12g，羚羊角粉 0.6g。

病例 15

姓名：谢**　性别：女　年龄：37 岁

初诊：20** 年 6 月 6 日

刻下：经行 4 天，性激素下降，子宫内膜薄，月经按期而至，量偏少，大便两日一行。苔薄，舌紫红，脉细滑。

治则：滋养冲任。

方药：生熟地各 30g，山茱萸 15g，当归 12g，紫石英 30g，巴戟天 12g，石楠叶 15g，五灵脂 15g，枸杞子 12g，炙龟甲 12g，红花 9g，地鳖虫 12g，制香附 12g，菟丝子 30g，黄芪 12g，太子参 12g，蛇床子 15g，川桂枝 6g，制大黄 12g，仙茅 30g，仙灵脾 30g。

复诊：20** 年 6 月 20 日

刻下：基础体温已升 5 天，卵泡仍偏小，大便间日而行。苔薄，舌嫩边紫，脉细滑。

治则：治再原法出入。

方药：生熟地各 15g，山茱萸 12g，菟丝子 30g，生首乌 12g，桑椹子 12g，黄芪 12g，太子参 12g，当归 12g，覆盆子 30g，川桂枝 6g，制大黄 15g，丹皮参各 12g，茯苓 12g，血竭片 6g，地鳖虫 12g，枸杞子 12g，苁蓉 12g，蛇床子 15g，白术芍各 9g，仙茅 15g，仙灵脾 15g。

复诊：20** 年 6 月 26 日

刻下：昨日经传量中，大便已畅。苔薄舌嫩脉细软。

治则：和营调经。

方药：生地 12g，当归 9g，白术芍各 9g，川芎 6g，制香附 12g，茯苓 15g，黄芩 9g，川断仲 18g，狗脊片 12g，柴胡 9g，枳实壳 9g，生首乌 12g，益母草 12g，甘草 6g，炮姜炭 6g，制大黄炭 9g。

复诊：20** 年 6 月 29 日

刻下：经行两天净，无主诉不舒，大便通行，苔薄舌紫红、边瘀，脉沉细。

方药：生熟地各 12g，川桂枝 6g，制大黄 12g，红花 9g，枸杞子 12g，当归 12g，生首乌 12g，菟丝子 30g，山茱萸 12g，茯苓 15g，巴戟天 12g，苁蓉 12g，制香附 12g，龟甲 12g，地鳖虫 12g，石楠叶 15g，五灵脂 15g，仙茅 20g，仙灵脾 20g，川芎 9g。

复诊：20** 年 8 月 22 日

刻下：经行三天，量偏少，今将净，黄体不足，BBT 双相。苔薄舌嫩边瘀，脉细滑。

治则：益肾化瘀，滋养冲任。

方药：龟甲 15g，枸杞子 12g，当归 18g，生熟地各 12g，山茱萸 12g，石楠叶 15g，五灵脂 15g，红花 9g，川芎 9g，制香附 12g，紫石英 24g，巴戟天 12g，菟丝子 30g，苁蓉 12g，川桂枝 6g，制大黄 12g，淮山药 15g，仙茅 30g，仙灵脾 30g，鹿角片 6g。

病例 16

姓名：何**　性别：女　年龄：55 岁

初诊：20** 年 1 月 10 日

刻下：糖尿病病史，20** 年 10 月脑出血，去年 10 月又诉头晕、呕吐、昏眩，右侧肢体偏废，行动无力，语言含糊，左侧鼻唇沟变浅，腑行欠畅。苔薄腻，舌嫩，脉细滑。

治则：潜阳化痰，活血通络。

方药：明天麻 15g，白术芍各 12g，制天南星 12g，姜半夏 30g，葛根 12g，川芎 12g，青葙子 15g，决明子 15g，丹皮参各 15g，菖蒲 6g，广郁金 15g，全蝎粉 2g，三七粉 2g，川断 18g，杜仲 18g，吴茱萸 9g，姜黄连 6g，龙牡蛎各 30g，荷叶 30g，白芷 12g。

复诊：20** 年 1 月 17 日

刻下：语言已清，头晕当未尽除，大便通而欠畅，口角麻木，呕吐已差。苔薄腻，舌嫩脉细滑。

治则：治再原法出入。

方药：明天麻 30g，姜半夏 30g，三七粉 2g，全蝎粉 2g，川芎 12g，白芷 12g，制僵蚕 30g，葛根 15g，制天南星 15g，青葙子 12g，决明子 12g，枸杞子 12g，赤白芍各 20g，丹皮参各 20g，地鳖虫 12g，吴茱萸 9g，荷叶 30g，黄芩 20g，菖蒲 6g，川断 18g，杜仲 18g。

复诊：20** 年 1 月 31 日

刻下：头晕当未尽除，语言已清晰，口角麻木时见，呕恶已平。苔腻化薄，舌嫩脉濡软。

治则：益气活血，祛风通络。

方药：生黄芪 20g，川芎 9g，葛根 20g，水蛭 12g，三七粉 2g，全蝎粉 2g，制天南星 15g，菖蒲 6g，广郁金 12g，地鳖虫 12g，赤白芍各 20g，姜半夏 30g，白附子 6g，制僵蚕 30g，天麻 12g，广地龙 30g，川淮牛膝各 30g，络石藤 30g。

复诊：20** 年 3 月 7 日

刻下：头晕时有反复，语言已清，口角麻木，小溲有失禁。

苔薄腻，舌淡胖，脉细软。

治则：益气活血，化痰通络。

方药：生黄芪 30g，丹皮参各 20g，川芎 12g，葛根 20g，天麻 12g，柴胡 12g，水蛭 12g，全蝎粉 2g，制天南星 15g，姜半夏 30g，白附子 6g，制僵蚕 30g，大蜈蚣 2 条　当归 12g，赤白芍各 15g，菖蒲 9g，广郁金 15g，广地龙 30g，络石藤 20g，川淮牛膝各 30g。

复诊：20** 年 3 月 21 日

刻下：时有头晕，夜寐欠安，尿频失禁。口角流涎已减。苔薄腻，舌淡脉细滑。

治则：治再原法出入。

方药：川芎 12g，葛根 20g，生黄芪 30g，丹皮参各 20g，制天南星 12g，姜半夏 30g，远志 12g，菖蒲 6g，广郁金 12g，广地龙 30g，桑螵蛸 12g，天麻 12g，柏子仁 30g，白附子 6g，制僵蚕 30g，当归 12g，赤白芍各 12g，生地 15g，红花 9g，煅龙牡各 30g。

病例 17

姓名：朱 **　性别：女　年龄：58 岁

初诊：20** 年 6 月 6 日

主诉：糖尿病、心律失常 3 年，心电图：频发室性早搏，时心悸，夜寐欠安，胸胁疼痛，中脘不舒，二便自调，尿频尿急。苔薄舌嫩，脉细滑结代。

治则：安神定志，宁心安神。

方药：钩藤 12g，龙齿 30g，菖蒲 9g，广郁金 12g，紫贝齿 30g，茯苓神各 30g，柏枣仁各 30g，柴胡 12g，枳壳 12g，白术芍各 12g，苦丹参各 12g，天麦冬各 12g，五味子 9g，川桂枝 6g，生地 15g，太子参 12g，生甘草 9g，知母 12g，黄柏 12g，黄芩 12g，川黄连 6g，石莲肉 30g。

复诊：20** 年 6 月 13 日

刻下：心悸，心烦欲哭，右下腹胀痛不停，尿频尿急，少腹下坠。

苔薄腻舌胖淡，脉细滑。

治则：宁心解郁，调畅气机。

方药：柴胡12g，枳壳12g，白术芍各12g，陈青皮12g，钩藤12g，龙齿30g，菖蒲9g，广郁金12g，制香附12g，台乌药9g，小茴香9g，茯苓神各30g，柏枣仁各30g，远志9g，紫贝齿30g，车前子30g，上肉桂3g，知母12g，黄柏12g，生甘草9g，川牛膝30g。

复诊：20**年6月20日

刻下：心悸失寐已瘥，心烦欲哭未除。超声及MR提示：肝左叶外侧及右叶下段多发性血管瘤，肝右叶多发囊肿，右叶左下段为复杂囊肿。右下腹胀痛，大便顺畅。苔薄舌嫩，脉细滑。

治则：化瘀散结软坚。

方药：钩藤12g，龙齿30g，菖蒲9g，广郁金15g，柴胡12g，枳壳12g，白术芍各12g，败酱草15g，柏枣仁各12g，茯苓神各30g，陈青皮各12g，制香附9g，龙骨30g，牡蛎30g，炙甲片12g，昆布12g，石莲肉30g，丹皮参各12g，炙鳖甲12g。

复诊：20**年6月27日

刻下：精神已振，脘痞不静，腹胀腹痛减轻，二便自调。心烦已见改善。苔薄舌嫩，脉细软。

治则：治拟原法出入。

方药：钩藤12g，龙齿30g，菖蒲9g，广郁金12g，陈青皮各12g，白术芍各12g，防风己各12g，败酱草20g，柴胡12g，炒枳壳12g，海藻带15g，甘草6g，石莲肉30g，川楝子12g，延胡索15g，焦楂曲30g，炙甲片12g，棱莪术各12g，焦薏苡仁30g，煅龙牡各30g。

复诊：20**年7月4日

刻下：口干舌燥，右胁隐痛，腹胀已减，少寐，心悸阵作。苔薄舌嫩，脉细滑。

治则：治拟原法出入。

方药：钩藤12g，龙齿30g，菖蒲9g，广郁金15g，柴胡12g，炒枳壳12g，白术芍各12g，陈青皮各12g，炙甲片12g，棱莪术各 12g，茯苓神各 30g，柏枣仁各 30g，川楝子 12g，延胡索 15g，焦楂曲 30g，煅龙牡各 30g，海藻带 15g，甘草 6g，制香附 12g，台乌药 12g。

病例 18

姓名：顾 **　性别：女　年龄：56 岁

初诊：10 月 26 日

刻下：汗出已止，行走好转，骨中发冷。苔黄腻已化，舌嫩脉细软。

治则：和调阴阳。

方药：生黄芪 30g，制鳖甲 15g，龟甲 15g，知母 12g，黄柏 12g，当归 12g，桃仁 12g，薏苡仁 12g，柴胡 12g，丹皮参各 15g，川桂枝 6g，制大黄 15g，僵蚕 30g，地龙 30g，半夏 30g，制天南星 30g，巴戟天 12g，仙茅 30g，仙灵脾 30g，白术芍各 15g，红花 9g，苍莪术各 12g，枳实壳各 12g，川牛膝 15g，三七粉 2g。

复诊：11 月 9 日

刻下：下肢麻木，步履不便。苔薄舌红，脉细滑。

治则：原法出入。

方药：生黄芪 30g，制鳖甲 15g，龟甲 15g，知母 12g，黄柏 12g，当归 12g，桃仁 12g，薏苡仁 12g，柴胡 12g，丹皮参各 15g，川桂枝 6g，制大黄 15g，僵蚕 30g，地龙 30g，地鳖虫 12g，川牛膝 15g，巴戟天 12g，仙茅 30g，仙灵脾 30g，白术芍各 15g，红花 9g，苍莪术各 12g，枳实壳各 12g，三七粉 2g。

复诊：11 月 23 日

刻下：舌红渐重，形容痛楚，苔薄舌红脉细滑。治再原法出入。

方药：生黄芪 30g，丹皮参各 30g，赤白芍各 15g，炙鳖甲 15g，炙龟甲 15g，知黄柏各 12g，当归 12g，川桂枝 9g，制大黄 15g，桃仁 9g，红花 9g，苍莪术各 12g，枳实壳各 12g，巴戟天 15g，仙茅 15g，仙灵脾 15g，川牛膝 30g，制僵蚕 30g，广地龙 30g，地鳖虫 12g，淮小麦 30g，炙甘草 6g。

复诊：12 月 7 日

刻下：近三天胸闷心悸阵作，形寒已瘥。苔薄脉细滑。治再原法出入。

方药：生黄芪 30g，丹皮参各 30g，赤白芍各 15g，炙鳖甲 15g，炙龟甲 15g，知黄柏各 12g，当归 12g，川桂枝 9g，制大黄 15g，桃仁 9g，红花 9g，苍莪术各 12g，枳实壳各 12g，巴戟天 15g，仙茅 15g，仙灵脾 15g，川牛膝 30g，制僵蚕 30g，广地龙 30g，地鳖虫 12g，菖蒲 9g，郁金 12g，龙齿 30g。

复诊：1 月 18 日

刻下：能自理家务，活动自如，汗出已瘥。胸闷心悸阵作，腑行已畅，关节酸楚，麻木时有。苔薄舌嫩，脉细。

治则：原法出入。

方药：生黄芪 30g，生代赭石 30g，生地 30g，知黄柏各 12g，丹皮参各 30g，天麦冬各 12g，川黄连 9g，柴胡 12g，枳实壳各 12g，黄芩 15g，赤白芍各 12g，制僵蚕 30g，广地龙 30g，川牛膝 15g，当归 12g，桃仁 12g，薏苡仁 12g，龙牡蛎 30g，大麻仁 15g，瓜蒌皮 30g，广郁金 15g。

病例 19

姓名：罗** 性别：男 年龄：55 岁

初诊：20** 年 5 月 25 日

刻下：4 年前脑外伤手术史，糖尿病，今年 1 月颅脑 MR 示：双侧颞叶、右侧额叶多发性小缺血灶，脑电图示右额顶部散在 δ 波。刻诉：健忘，时有夜寐梦呓。苔腻，舌胖嫩，脉细滑。

治则：益气化瘀，活血清心。

方药：生黄芪 30g，丹皮参各 30g，远志 9g，菖蒲 6g，川芎 12g，赤白芍各 30g，制天南星 12g，僵蚕 30g，广地龙 30g，钩藤 12g，龙牡蛎各 30g，川黄连 6g，天麦冬各 15g，黄芩 20g，三七粉 2g，全蝎粉 2g，明天麻 12g，白蒺藜 30g，生地 15g。

复诊：20** 年 6 月 8 日

刻下：夜寐欠安，健忘未除。苔薄根腻，舌嫩，脉细滑。

治则：化瘀祛痰，安神息风。

方药：生黄芪 30g，丹皮参各 30g，川芎 12g，菖蒲 9g，钩藤 12g，龙齿 30g，广郁金 15g，赤白芍各 15g，制僵蚕 30g，广地龙 30g，制天南星 15g，大蜈蚣 3 条，苍莪术各 12g，姜半夏 30g，川黄连 9g，葛根 20g，远志 9g，三七粉 2g，水蛭 12g，全蝎粉 2g，红花 9g，天麻 12g。

复诊：20** 年 6 月 22 日

刻下：夜寐欠安，心烦易醒，痰咳不多，口角轻度右歪，左鼻唇沟略浅。苔白腻舌淡，脉细弦。

治则：治再原法出入。

方药：生黄芪 30g，川芎 12g，制僵蚕 30g，钩藤 12g，龙齿 30g，菖蒲 9g，广郁金 15g，远志 9g，制天南星 15g，川黄连 9g，水蛭 12g，桃仁 9g，红花 9g，赤白芍各 20g，姜半夏 30g，天麻 12g，生石决明 30g，丹皮参各 15g，龙牡蛎各 15g，葛根 20g，川牛膝 15g，三七粉 2g，蜈蚣粉 2g，全蝎粉 2g。

复诊：20** 年 7 月 6 日

刻下:汗出较多,寐安,痰已少。苔薄根腻,舌有齿痕,质紫暗,脉细软。治再原法出入。

方药：生黄芪 30g，川芎 12g，制僵蚕 30g，太子参 15g，钩藤 12g，龙齿 30g，菖蒲 9g，五味子 9g，广郁金 15g，远志 9g，天麦冬各 12g，水蛭 12g，川黄连 9g，制天南星 15g，葛根 20g，黄芩 15g，桃仁 9g，红花 9g，赤白芍各 15g，天麻 12g，生石决明 30g。

复诊：20** 年 7 月 20 日

刻下：家属代诉，症属稳定，无主诉不舒。

方药：生黄芪 30g，川芎 12g，制僵蚕 30g，太子参 15g，钩藤 12g，龙齿 30g，菖蒲 9g，五味子 9g，广郁金 15g，远志 9g，天麦冬各 12g，水蛭 12g，川黄连 9g，制天南星 15g，葛根 20g，黄芩 15g，桃仁 9g，红花 9g，赤白芍各 15g，天麻 12g，姜半夏 30g，白芥子 15g。

病例 20

姓名：仲 **　　性别：女　　年龄：70 岁

初诊：20** 年 11 月 7 日

刻下：头晕胸闷心悸，泛恶呕吐，腰酸肢楚，心烦不寐，大便不畅，水肿尚可。苔薄白腻舌红，脉结代。冠心病、糖尿病　血压：170/80mmHg。治则：潜阳降逆，理气活血，安神定志。

天麻 12g，姜半夏 30g，白术芍各 12g，枳壳 15g，瓜蒌皮 30g，广郁金 15g，钩藤 12g，龙齿 30g，菖蒲 9g，远志 12g，茯苓神各 30g，姜黄连 9g，苏子梗各 30g，炙香附 12g，丹皮参各 30g，炙苏梗 12g，生代赭 30g，焦楂曲各 30g，甘草 6g，景天三七 30g，茶树根 30g。

复诊：11 月 14 日

刻下：头晕胸闷，胸痛，腑行欠畅，心烦，少寐，时有呕恶。苔薄，舌紫，脉滑数，偶有结代，再拟理气行胸，化瘀通腑。

全瓜蒌 15g，广郁金 12g，枳实壳各 12g，苦丹参各 15g，柴胡 12g，当归 12g，赤白芍各 12g，八月札 12g，香附 12g，淡黄芩 15g，生蒲黄 15g，降香片 12g，明天麻 12g，白蒺藜 30g，生黄芪 15g，熟附子 6g，制大黄 9g，生甘草 6g，焦楂曲 15g，煅龙牡各 30g，菖蒲 9g。

复诊：** 年 11 月 21 日

刻下：气急胸闷心悸，动则喘促，腑行依然欠畅。苔薄舌胖质紫，脉弦滑结代。

治拟益气温阳，理气活血。

生黄芪 30g，丹皮参各 30g，瓜蒌皮 30g，广郁金 15g，枳实壳各 9g，降香片 12g，三七粉 2g，熟附子 9g，葶苈子 30g，炙紫苏子 30g，黄芩 15g，万年青根 30g，姜半夏 30g，陈皮 12g，砂仁 6g，茯苓 30g，焦楂曲 30g，甘草 6g，煅龙牡各 30g。

病例 21

姓名：朱 **　　性别：女　　年龄：58 岁

初诊：** 年 6 月 6 日

刻下:糖尿病、心律失常 3 年。EKG:频发室性早搏。心悸怔忡,夜寐不安,胸胁疼痛,中脘不宁,大便自调,尿频尿急。苔薄舌嫩,脉细滑结代。治拟安神定志,宁心安神。

钩藤 12g,龙齿 30g,菖蒲 9g,广郁金 12g,紫贝齿 30g,茯苓神各 30g,酸枣仁 30g,柴胡 12g,枳壳 12g,白术芍各 12g,苦丹参各 12g,天麦冬各 12g,五味子 6g,川桂枝 6g,生地黄 15g,太子参 12g,生甘草 9g,知黄柏各 12g,黄芩 12g,川黄连 6g,石莲肉 30g。

复诊:** 年 6 月 13 日

刻下:心悸怵,心烦欲哭,右下腹胀痛不停,尿频尿急,少腹下坠。苔薄腻舌红边齿痕,脉细滑。治拟宁心神,和脏腑,调气机。

柴胡 12g,枳壳 12g,白术芍各 12g,陈青皮 12g,钩藤 12g,龙齿 30g,菖蒲 9g,广郁金 12g,制香附 12g,台乌药 9g,小茴香 9g,茯苓神各 30g,柏枣仁 30g,远志 9g,紫贝齿 30g,车前子 30g,上肉桂 3g,知黄柏各 12g,生甘草 9g,川牛膝 30g。

复诊:** 年 6 月 20 日

刻下:心悸失眠已瘥,心烦欲哭,超声、MR 提示:肝左叶外侧及右叶下段多发血管瘤,肝右叶多发囊肿,右叶左下段为复杂囊肿。右下腹胀痛,大便欠畅,口干舌燥。苔薄舌红,脉细滑。治拟化痰散结软坚。

钩藤 12g,龙齿 30g,菖蒲 9g,广郁金 15g,柴胡 12g,枳壳 12g,白术芍各 12g,海藻带 15g,败酱草 15g,柏枣仁 12g,茯苓神各 30g,陈青皮各 12g,制香附 9g,煅龙牡各 30g,炙甲片 12g,昆布 12g,石莲肉 30g,丹皮参各 12g,炙鳖甲 12g。

复诊:** 年 6 月 27 日

刻下:精神已振,脘痞不静,腹胀腹痛已瘥,二便自调。苔薄舌嫩,脉细软。治再拟原方出入。

钩藤 12g,龙齿 30g,菖蒲 9g,广郁金 12g,陈青皮各 12g,白术芍各 12g,防风己各 12g,败酱草 30g,柴胡 12g,海藻带 15g,甘草 6g,石莲肉 30g,川楝子 12g,延胡索 15g,半枝莲

15g，焦楂曲各 30g，炙甲片 12g，棱莪术各 12g，焦薏苡仁 30g，煅龙牡各 30g。

复诊：** 年 7 月 4 日

刻下：口干舌燥，右脘隐痛，少寐心悸阵作。苔薄舌红，脉细滑。治再原方出入。

钩藤 12g，龙齿 30g，菖蒲 9g，广郁金 15g，柴胡 12g，枳壳 12g，白术芍各 12g，陈青皮各 12g，炙甲片 12g，棱莪术各 12g，茯苓神各 30g，柏枣仁各 30g，川楝子 12g，延胡索 15g，焦楂曲各 30g，煅龙牡各 30g，海藻带 15g，甘草 6g，制香附 12g，台乌药 12g。

病例 22

姓名：淡 **　性别：女　年龄：53 岁

初诊：20** 年 2 月 7 日

刻下：糖尿病，近 3 周心烦抑郁，不思语言，夜寐不安，肢节重滞，汗出肢冷，咽干喉哽。苔白腻舌嫩，脉沉细。治拟调肝化郁，理气调中。

紫苏梗 12g，川厚朴 9g，姜半夏 30g，制南星 12g，柴胡 12g，枳壳 12g，白术芍各 12g，八月札 12g，绿萼梅 9g，瓜蒌皮 30g，广郁金 15g，菖蒲 6g，钩藤 12g，煅龙牡各 30g，茯苓神各 30g，远志 12g，甘草 6g，北秫米 30g，制香附 12g，合欢皮 30g。

复诊：2 月 14 日

刻下：夜寐已安，汗出未减，咽干喉哽口苦，胸闷心烦，肢节酸重，腹痛淋漓不尽。苔薄舌嫩，脉沉细。治拟理气解郁，化瘀固汗。

紫苏梗 12g，川厚朴 9g，茯苓神各 30g，柴胡 12g，炒防风 12g，陈青皮各 9g，炒枳壳 12g，炮姜炭 9g，炒黄芪 15g，菖蒲 9g，广郁金 15g，钩藤 12g，龙齿 30g，姜半夏 20g，蒲黄炭 12g，白术芍各 12g，甘草 6g，淮小麦 30g，川断仲各 18g，制南星 12g。

复诊：2 月 18 日

刻下：心烦抑郁，喉哽不停，夜寐欠安。苔薄舌嫩，脉细软。治再拟原方出入。

柴胡 12g，枳壳 12g，桔梗 9g，川厚朴 6g，紫苏梗 12g，钩藤 12g，龙齿 30g，菖蒲 6g，郁金 12g，制南星 12g，八月札 12g，绿萼梅 6g，生甘草 9g，焦楂曲 30g。

复诊：4 月 25 日

刻下：心烦厌世，情绪低落，纳谷不思，二便当调。苔薄舌嫩，脉细滑。治拟调肝解郁。

紫苏梗 12g，制香附 12g，川朴花各 6g，姜半夏 12g，柴胡 9g，枳壳 12g，白术芍各 12g，广郁金 12g，灵芝草 30g，蝉蜕 9g，栀子 9g，竹叶 6g，玫瑰花 3g，绿萼梅 6g，当归 9g，淮小麦 30g，甘草 6g，生地黄 15g，干百合 12g。

复诊：5 月 9 日

刻下：每日昏沉，皮肤瘙痒，大便质软，日 2～3 日一次，心烦少悦担忧，夜寐欠安。苔薄舌嫩，脉细软沉。治再拟原方出入。

柴胡 12g，枳壳 12g，赤白芍各 12g，紫苏梗 12g，川厚朴 6g，茯苓神各 30g，白鲜皮 15g，地肤子 15g，当归 12g，川芎 9g，炒防风 9g，陈青皮各 12g，知黄柏各 9g，巴戟天 12g，甘草 6g，仙茅灵脾各 30g，蛇床子 15g，制香附 12g。

病例 23

姓名：傀＊＊　性别：男　年龄：67 岁

初诊：＊＊ 年 5 月 18 日

刻下：糖尿病，今年 2 月 4 月 连续 3 次脑梗，目前住院中，主诉神志欠清，多睡，肢软乏力，原有高血压、糖尿病病史，血压仍有波动，血糖空腹 5.2mmol/L，餐后 7.4mmol/L，纳谷欠佳，大便失常。苔薄黄舌嫩红，脉弦滑。治拟益气活血，息风化痰，和胃调中。

方一：生黄芪 30g，丹皮参各 30g，远志 9g，菖蒲 6g，白附子 9g，姜半夏 30g，姜黄连 9g，制南星 15g，制僵蚕 30g，广地龙 30g，川芎 12g，红花 9g，龟甲 15g，槐米 30g，赤白芍各 12g，川断仲各 18g，龙牡蛎各 30g，焦楂曲各 30g，天麦冬各 12g，五味子 6g。

方二：三七粉 2g，水蛭 3g，地鳖虫 3g，全蝎 3g，大蜈蚣 2 条，羚羊角粉（代）0.6g。

复诊：5 月 25 日

刻下：下肢肢软无力，言语较清，舌强已减。苔薄舌嫩，脉细滑。治原方出入。

原方加虎杖 15g，怀牛膝 30g，去五味子。

复诊：6 月 8 日

刻下：下肢酸软较前有力，语言尚清，舌质渐清，痰涎仍多。苔薄舌嫩红，脉细滑。治再益气补肾，化痰活血。

方一：生黄芪 30g，丹皮参各 30g，远志 6g，菖蒲 6g，制南星 12g，白附子 9g，川芎 12g，白芥子 12g，姜半夏 30g，茯苓 30g，红花 9g，川黄连 6g，天麦冬各 12g，广郁金 12g，钩藤 12g，龙齿 30g，怀牛膝 30g，僵蚕 30g，地龙 30g，龟甲 12g，槐米 30g。

方二：三七粉 2g，水蛭 2g，全蝎 2g，蜈蚣 2 条，羚羊角粉（代）0.6g。

复诊：6 月 29 日

刻下：口角流涎明显好转，肢软亦见好转，语言已清楚，舌强好转。苔薄腻，舌嫩脉细滑。治再拟原方出入。

方一：生黄芪 30g，丹皮参各 30g，远志 6g，菖蒲 6g，川芎 12g，葛根 15g，姜半夏 30g，川黄连 9g，白芥子 15g，红花 9g，制南星 12g，白附子 9g，僵蚕 30g，地龙 30g，广郁金 12g，怀牛膝 30g，槐米 30g。

方二：三七粉 2g，全蝎 2g，水蛭 2g，蜈蚣 2 条。

复诊：7 月 20 日

刻下：纳食五味，全身好转，精神已振。苔薄舌嫩，脉细滑。治再拟原方出入。

原方加菖蒲 9g，远志 9g。去当归 12g。

病例 24

姓名：马 ** 　性别：女 　年龄：43 岁

初诊：20** 年 9 月 19 日

刻下：糖尿病，面部痤疮频发，月经将转，便软肛裂，胸闷太息，乳房胀痛，夜寐不安。苔薄舌嫩中裂，脉细弦数。治拟养肝清热，养血化瘀，理气调中。

柴胡 12g，牡丹皮 12g，栀子 9g，赤白芍各 12g，生首乌 12g，当归 9g，京玄参 12g，生黄芪各 12g，柏枣仁各 12g，茯苓神各 12g，江枳壳 12g，川牛膝 12g，生地黄 15g，黄芩 12g，白芷 12g，制僵蚕 12g，合欢皮 30g，苦参片 12g，生甘草 6g。

病例 25

姓名：王 **　性别：男　年龄：64 岁

初诊：** 年 5 月 28 日

1 个多月前因糖尿病、冠心病、高血压病 3 级（极高危组）入院。发现高血压 30 余年。刻诉：头晕头胀，面红，语言欠清，腑行时畅时结，脘痞胸闷，嗳气纳呆，少寐尿频（2～3 次），四肢麻木，时有呕恶。苔薄腻舌胖，脉弦滑。治拟平肝潜阳，化痰通腑。

方一：钩藤 12g，龙牡蛎各 30g，菖蒲 6g，远志 12g，胆南星 12g，姜半夏 30g，枳壳 12g，丹皮参各 30g，广郁金 15g，姜黄连 9g，天麻 12g，白蒺藜 30g，制僵蚕 30g，广地龙 30g，槐米 30g，益智仁 15g，柏枣仁各 20g，茯苓神各 20g。

方二：羚羊角粉 0.6g，蜈蚣 1g，全蝎 1g。

复诊：7 月 4 日

刻下：头晕肢麻手抖，反复不已。苔薄舌嫩，脉弦滑。治再拟息风潜阳，化痰通络。

钩藤 12g，天麻 12g，白蒺藜 30g，制僵蚕 30g，川芎 12g，葛根 15g，丹皮参各 30g，广地龙 30g，红花 9g，景天三七 15g，龟甲 15g，槐米 30g，龙牡蛎各 30g，生石决 30g，赤白芍各 15g，黄芩 20g，天麦冬各 15g，川黄连 9g，菖蒲 6g，广郁金 12g，姜半夏 15g，合欢皮 30g。

复诊：7 月 12 日

刻下：手抖已瘥，左背疼痛，腹胀嗳气，头晕渐减。苔薄舌嫩，脉弦滑。治再拟原方出入，佐以和胃理气。

天麻 12g，白蒺藜 30g，制僵蚕 30g，广地龙 30g，川芎 12g，葛根 15g，红花 9g，景天三七 15g，丹皮参各 30g，钩藤 12g，龙牡蛎各 30g，瓜蒌皮 15g，广郁金 15g，枳壳 15g，白术芍各 12g，柴胡 12g，陈青皮各 12g，炒防风 12g，甘草 6g。

复诊：7 月 18 日

刻下：手抖已瘥，足抖未已，左背疼痛，血压反复，夜寐欠安。苔薄舌嫩，脉弦滑。治拟潜阳息风，化痰通络，安神定志。

钩藤 12g，龙齿 30g，菖蒲 9g，广郁金 15g，制僵蚕 30g，广地龙 30g，川芎 12g，葛根 20g，天麻 12g，白蒺藜 30g，瓜蒌皮 30g，丹皮参各 20g，景天三七 15g，枳壳 15g，白术芍各 15g，茯苓神各 30g，合欢皮 30g，五灵脂 15g，生蒲黄 15g，甘草 6g。

病例 26

姓名：陈 **　　性别：女　　年龄：44 岁

初诊：20** 年 8 月 29 日

刻下：糖尿病，去年月经失调，时而闭经，月经量少色紫，刻诉头晕肢软，乏力头胀，目重，心烦，少寐，胸闷纳呆，时有反恶，苔黄腻，舌嫩，脉细弦滑。治拟调肝和胃，理气解郁。

藿苏梗各 12g，制香附 12g，川厚朴 9g，陈皮 12g，姜半夏 30g，枳壳 12g，柴胡 12g，白术芍各 12g，钩藤 12g，龙齿 30g，菖蒲 9g，郁金 12g，八月札 12g，绿萼梅 6g，黄芩 12g，当归 12g，川芎 12g，血竭片 6g，桂枝 6g，茯苓神各 15g，丹皮参各 15g，甘草 6g。

复诊：9 月 5 日

月经届期而至，头晕肢软乏力，心烦少寐。苔薄舌嫩，脉细软。再拟调肝解郁，益肾清相火。

柴胡 12g，当归 9g，白术芍各 9g，茯苓神各 12g，知黄柏各 12g，巴戟天 12g，钩藤 12g，龙齿 30g，珍珠母 30g，灵芝草 30g，菖蒲 9g，郁金 12g，柏枣仁各 12g，合欢皮 30g，川断仲各 15g，女贞子 30g，仙茅灵脾各 30g，淮小麦 30g，炙甘草 9g，大枣 15g。

复诊：9 月 12 日

刻下：烘热，心烦，大便溏薄，肢软乏力。苔薄黄舌红，脉细弦。总胆红素 17.8μmol/L。再拟原方出入。

柴胡 12g，黄芩 15g，姜半夏 15g，陈青皮各 12g，当归 9g，川芎 9g，赤白芍各 12g，枳壳 12g，桃红花各 9g，制香附 12g，八月札 12g，绿萼梅 6g，巴戟天 12g，知黄柏各 12g，枸杞子 12g，杭菊花 12g，仙茅灵脾各 30g，甘草 6g，焦楂曲各 30g。

复诊：9 月 26 日

刻下：夜寐不安，心烦胁胀，乳痛，肢软乏力，纳谷欠馨。苔薄腻，舌嫩红，脉细滑。再拟原方出入。

柴胡 12g，枳壳 12g，当归 12g，苍白术各 12g，赤白芍各 15g，川芎 12g，桃红花各 9g，陈青皮各 12g，八月札 15g，绿萼梅 6g，制香附 12g，菖蒲 9g，郁金 15g，远志 12g，茯苓 15g，丹皮参各 15g，知黄柏各 12g，泽兰泻各 15g，川牛膝 15g，仙茅灵脾各 12g，甘草 6g。

病例 27

姓名：王 **　性别：女　年龄：62 岁

初诊：20** 年 11 月 14 日

刻下：糖尿病、咳嗽半月余，气急喘促汗出，喉痒胸闷，咳痰白稠，素有高血压、冠心病史。苔薄白舌嫩，脉细滑数。治拟疏风运肺，下气化痰。

射干 12g，天浆壳 12g，杏米仁各 12g，冬瓜子 30g，桃红花各 9g，当归 9g，细辛 9g，姜半夏 30g，五味子 9g，炙白苏子 30g，白芥子 30g，制僵蚕 30g，广地龙 30g，瓜蒌皮 30g，广郁金 12g，金佛草 12g，鱼腥草 30g，山海螺 30g，黄芩 15g，甘草 6g。

复诊：11 月 21 日

刻下：咳嗽气急喘促，胸闷胸痛，咳吐欠爽，喉痒鼻燥，腑行尚畅。苔薄舌嫩，脉细滑。再拟原方出入。

炙麻黄 9g，射干 9g，北细辛 9g，姜半夏 30g，五味子 9g，黄芩 30g，炙紫苏子 30g，葶苈子 30g，白芥子 30g，黛蛤散 30g，瓜蒌皮 15g，江枳壳 15g，桔梗 9g，甘草 9g，山海螺 30g，鱼腥草 30g，干姜 9g，生代赭 30g，旋覆花 12g。

复诊：11 月 28 日

刻下：咳嗽，气急，喘促稍见平稳，咳痰黄白相间。苔薄舌嫩，脉细软。治再拟原方出入。

炙麻黄 9g，射干 9g，炙紫苏子 30g，白芥子 30g，葶苈子 30g，北细辛 9g，姜半夏 30g，五味子 9g，全当归 12g，桃米仁各 12g，枳壳 12g，桔梗 6g，广陈皮 12g，黄芩 30g，山海螺 30g，鱼腥草 30g，干姜 9g，生代赭 30g，鹅管石 30g，生甘草 9g，制僵蚕 15g，广地龙 15g。

复诊：12 月 5 日

刻下：咳呛时有反复，痰咳白沫，形寒汗出，胸闷胸痛。治拟温肺化饮，下气平喘，佐以活血通络。

射干 9g，麻黄 9g，北细辛 9g，姜半夏 30g，五味子 9g，生地黄 15g，黄芩 15g，炙紫苏子 30g，葶苈子 30g，旋覆花 12g，生代赭 30g，川桂枝 6g，白术芍各 9g，鹅管石 30g，沉香末 2g，瓜蒌皮 12g，广郁金 12g，生蒲黄 15g，桃红花各 9g，全当归 12g，降香片 12g，广地龙 30g，制僵蚕 30g，山海螺 20g。

复诊：12 月 19 日

刻下：咳嗽喘促背冷均见减轻，痰咳白沫，胸痛胸闷，口淡乏味。苔薄舌嫩，脉沉细软。寒饮挟瘀交阻，治拟益肺化饮，祛瘀通络。

炙麻黄 9g，射干 9g，北细辛 9g，姜半夏 30g，五味子 9g，川桂枝 9g，白术芍各 12g，云茯苓 15g，瓜蒌皮 15g，广郁金 12g，江枳壳 12g，紫丹参 30g，生蒲黄 15g，旋覆花 12g，煅代赭 30g，沉香末 2g，炙紫苏子 30g，葶苈子 30g，山海螺 30g，开金锁 30g，桃红花 9g，广地龙 30g，甘草 6g，黄芩 30g。

病例 28

姓名：陈 ** 性别：女 年龄：33 岁

初诊：20** 年 4 月 11 日

刻下：1 型糖尿病，去年 12 月因难免流产行刮宫术后月经稀少，手麻，平素胸闷，大便欠通。苔薄舌嫩，脉细软。治和调冲任，调养肝肾。

当归 12g，川芎 9g，制香附 12g，桃红花各 9g，川桂枝 6g，制大黄 12g，丹皮参各 12g，地鳖虫 9g，茯苓 15g，泽兰泻各 12g，台乌药 9g，柴胡 12g，枳壳 12g，赤白芍各 12g，川牛膝 15g，巴戟天 9g，山茱萸 9g，菟丝子 20g，甘草 6g。

复诊：4 月 18 日

刻下：手麻、胸闷、头痛减轻，疼痛稍缓，月经将至，腑行畅通。苔薄舌嫩红，脉细软。治再原方出入。

川桂枝 6g，制大黄 12g，当归 12g，桃红花各 12g，赤白芍各 12g，川芎 9g，制香附 12g，生首乌 12g，生地黄 15g，泽兰泻各 15g，台乌药 9g，丹皮参各 12g，茯苓神各 30g，地鳖虫 12g，柴胡 9g，枳壳 12g，甘草 6g，益母草 12g。

复诊：4 月 25 日

经行量中，今未净，手麻、头痛、腹痛症状渐减。苔薄舌嫩红，脉沉细。治拟原方出入。

当归 9g，台乌药 9g，首乌 9g，女贞子 15g，菟丝子 30g，黄芩 12g，生地黄 15g，炒黄柏 9g，制香附 9g，制龟甲 12g，川断仲各 18g，狗脊片 15g，枸杞子 12g，山茱萸 12g，茯苓神各 15g，川芎 6g，巴戟天 12g，仙茅灵脾各 12g。

复诊：5 月 16 日

胸背疼痛。苔薄舌嫩红，脉细软。治再调养冲任。

柴胡 12g，当归 12g，赤白芍各 12g，菟丝子 30g，覆盆子 30g，巴戟天 12g，山茱萸 12g，石楠叶 15g，五灵脂 15g，川芎 9g，葛根 12g，川桂枝 6g，丹皮参各 12g，茯苓 12g，甘草 6g，血竭片 6g，红花 6g，制香附 12g。

复诊：5 月 23 日

刻下：月经将行，无腹痛。治和营调经。

柴胡 12g，制香附 12g，当归 12g，川芎 12g，红花 6g，白术

9g，黄芩 9g，赤白芍各 12g，台乌药 12g，茯苓 12g，桃仁 9g，生地黄 12g，甘草 6g，炮姜 6g，狗脊片 12g，川断仲各 12g。

病例 29

姓名：张 **　　性别：女　　年龄：27 岁

初诊：6 月 20 日

刻下：病毒性心肌炎 5 年，血糖增高，感冒后感胸闷心悸，早搏时作，夜寐不安，梦绕纷纭，经行腹痛，量中尚可，带下色黄，面部痤疮，神疲乏力。苔薄舌红，脉细软。治拟益气养心，补肾清相火。

钩藤 12g，龙齿 30g，菖蒲 6g，广郁金 12g，远志 9g，茯苓神各 30g，柏枣仁各 30g，枳壳 12g，瓜蒌皮 30g，当归 12g，丹皮参各 12g，人参叶 15g，姜黄连 6g，生首乌 12g，京玄参 12g，生地黄 15g，川芎 9g，巴戟天 12g，制香附 12g，生甘草 9g，赤白芍各 12g。

复诊：6 月 27 日

刻下：夜寐较安，神疲心悸，腰酸带重，面部痤疮，大便欠畅，痛经史。苔薄黄舌嫩红，脉细软。治拟益肾清相火，养血和营。

桃红花各 9g，生地黄 15g，当归 12g，川芎 9g，赤白芍各 9g，京玄参 12g，生首乌 12g，人参叶 15g，川桂枝 6g，制大黄 12g，丹皮参各 12g，茯苓神各 15g，老鹳草 15g，制香附 12g，延胡索 20g，柴胡 9g，车前子 30g，败酱草 15g，生甘草 9g。

复诊：7 月 4 日

刻下：经行腹痛已瘥，心悸，少气乏力，大便干结，腰酸带黄，形寒纳呆。苔薄舌嫩红，脉细软。治拟养血益气，宁心和营，清养调中。

太子参 15g，生黄芪 15g，川桂枝 6g，制大黄 15g，丹皮参各 15g，生首乌 15g，当归 12g，太子参 15g，生地黄 30g，龟甲 12g，枸杞子 12g，鹿角片（代）6g，桃红花各 9g，柴胡 12g，龙胆草 9g，栀子 9g，黄芩 12g，车前子 30g，菟丝子 30g，山茱萸 9g，甘草 6g，仙茅灵脾各 15g。

第2章

糖尿病周围神经病

第一节　糖尿病周围神经病病因病机

糖尿病是严重危害人类健康的常见病、多发病。据统计，我国糖尿病发病率达 3.31%，城市糖尿病发病率约 5%。糖尿病周围神经病变（diabetic peripheral neuropathy，DPN）是糖尿病最常见的慢性并发症之一，影响 50%～90% 的糖尿病患者。在糖尿病神经病变中以糖尿病周围神经病最为多见。在国外，DPN 是糖尿病患者住院治疗最主要的原因，也是截肢最常见的病因；在国内，DPN 也是最多见的周围神经疾病。DPN 不仅影响患者的生活质量，而且给社会带来巨大的经济负担。因而，寻找治疗 DPN 的有效方法有重要的社会意义和经济价值。DPN 的发病率和糖尿病病程明显相关，近年来，随糖尿病发病明显增多以及人口老龄化，这一并发症临床也越来越多发。

一、糖尿病神经病变的发病

现代医学对 DPN 患者和实验动物的病理研究取得一致性发现，即周围神经节段性脱髓鞘改变与施万细胞（Schwann cell，SC）损害，而轴突损害较轻、较晚，同时伴有明显的神经内膜微血管病。虽然 DPN 的发病机制尚未完全阐明，但可以明确的是高血糖是 DPN 的一个主要原因，一方面高血糖引起血管内皮细胞功能障碍，影响神经氧和营养物质的供给；另一方面高血糖直接引起生化代谢异常、导致神经损伤。美国糖尿病协会关于糖尿病神经病变的诊断和治疗指南指出：DPN 与一些可改变的和不可改变的危险因素有关，包括高血糖的程度、血脂和血压的指数、糖尿病的持续时间和血糖波动。因此严格的血糖控制加上良好的血脂调节和血压的控制有利于 DPN 的预防。然而在长达三十余年的研究中，针对微血管或神经损伤而研制的药物，或不能进入临床试验，或在临床试验中未能显示疗效，国外学者往往针对其中某一个发病环节而采取一些措施，如醛糖还原酶抑制药、神经生长因子、肌醇、维生素、蛋白激酶 C 抑制药、血管舒张药等，虽然在动物实验中取得良好疗效，但大规模的临床研究结果并不令人满意。这促使科学家们反思，在 2005 年 11 月召开的世界神经科大会上，专家明确提出对 DPN 的研究应同时兼顾血管损伤和神经损伤。

施万细胞是周围神经系统中的胶质细胞，它包绕神经轴突形成屏障，在有髓神经纤维包绕轴突发育形成髓鞘。施万细胞通过绝缘轴突、维持轴突的口径、调节钠通道而影响神经动作电位速度；通过血 - 神经屏障参与神经的免疫功能；通过其支架作用和分泌的营养因子，影响有效的神经再生。在维持神经结构和功能以及修复损伤中起重要作用。DPN 时，高血糖及其产生的一系列生化异常直接或间接地导致施万细胞功能障碍，影响疾病的发展。血管内皮细胞（endothelial cells，EC）内衬于血管壁，它不仅作为一道屏障起保护血管壁的作用，而且还合成和分泌多种生物活性物质，在机体代谢和血管活动中起十分关键的作用。在 DPN 中，微血管病变是其主要病理改变之一，而研究发现内皮细胞凋亡是糖尿病患者微血管并发症（DPN、糖尿病肾病、糖尿病视网膜病变）发生最初的启动因素。

糖尿病时，内皮细胞凋亡，细胞功能障碍，一氧化氮合成酶活性降低，舒血管物质一氧化氮（nitric oxide，NO）合成和分泌减少，缩血管物质内皮素（endothelin，ET）等相对增加。这不仅导致微血管功能障碍，影响神经血供，而且近年研究发现 ET-1、NO 和施万细胞的损伤和修复有关。另一方面，施万细胞损伤时，血管内皮生长因子（vascular endothelial growth factor，

VEGF）表达增加。VEGF 是高度特异的促血管内皮有丝分裂因子和作用较强的血管生成因子，能促进内皮细胞增殖和增加血管通透性；同时，它也能促进内皮细胞的存活，起营养神经的作用。这些已有的研究表明内皮细胞和施万细胞可以相互作用和影响。

　　由于周围神经系统血 - 神经屏障不像中枢神经系统血 - 脑屏障那样严格，脊神经节处无血 - 神经屏障；而且，已有研究发现多种损伤增加血 - 神经屏障的通透性。因而，糖尿病时，内皮细胞和施万细胞之间可能通过其分泌的细胞因子相互作用。从而引起和加重 DPN。此外，一些干预 DPN 的药物也首先进入血循环与内皮细胞接触，进而通过血 - 神经屏障影响神经细胞。因而从内皮细胞和施万细胞相互作用的角度可以更深入地探讨 DPN 发病机制和药物的干预作用。

　　细胞凋亡是细胞损伤的早期表现。研究发现，DPN 时施万细胞出现典型的凋亡改变，体外研究也发现高糖可诱导体外培养的施万细胞发生凋亡；同时内皮细胞凋亡是 DPN 发生的启动因素，体外实验也证实高糖可诱导内皮细胞发生凋亡。抗凋亡基因 Bcl-2 以及凋亡的主要执行者 Caspase-3 与细胞凋亡最相关。Caspase-3 是凋亡过程中最主要的终末执行酶，属于半胱氨酸蛋白酶家族，也称 ICE/CED-3 蛋白酶，它可特异性地在特定的氨基酸序列中将肽链从天冬氨酸之后切断。线粒体释出细胞色素 C 可激活 Caspase-3，活化的 Caspase-3 可剪切 PARP 及许多细胞蛋白，加速细胞凋亡。Bcl-2 是一组重要的抑制细胞凋亡的蛋白质，分布于线粒体、内质网和细胞核的外膜上。线粒体外膜层上的 Bcl-2 过量表达后，可使由凋亡因子诱导增加的线粒体膜通透性降低，同时还增加线粒体摄钙作用。Bcl-2 还能抑制线粒体释放的细胞色素 C，分布在线粒体外膜上的 Bcl-2 在细胞内过量表达，可预防细胞色素 C 从线粒体释放，间接抑制 Caspase 活性。

二、中医对糖尿病神经病变的认识

（一）中医对消渴痹证病因病机的认识

　　糖尿病属中医学"消渴"，基本病机为阴虚燥热，其中阴虚为本，燥热为标，治宜清热润燥，养阴生津。DPN属于中医学"消渴"的并发症，相当于"消渴病"继发的"痹证""厥证""痿证""血痹""麻木"等，是消渴日久，气血阴阳虚衰所致。

虽然中医文献对DPN无确切的记载和专门的病名，但其临床表现，归属于"痹证""痿证""脉痹""血痹""不仁""麻木"等，《素问·通评虚实论》曾记载："凡治消瘅、仆击、偏枯、痿厥、气满发逆，肥贵人则膏粱之疾也。"金·李杲《兰室秘藏》记载消渴病人有"四肢痿弱"。金元时期，朱丹溪《丹溪心法》论消渴篇中载："肾虚受之，腿膝枯细，骨节酸疼"。明朝朱橚《普济方》曰："肾消口干，眼涩阴痿，手足烦疼"。《类证治裁》曰："诸气血凝滞，久而成痹。"《秘传证治要诀》还说："三消久之，精血既亏，或目无见，或手足偏废如风疾，非风也。"

消渴病痹症为消渴病久病的并发症之一，消渴病的基本病机为阴虚为本，燥热为标，消渴日久易出现气阴两伤，最终导致阴阳两虚；同时久病致瘀，水液运行受阻易生痰浊，痰瘀互结，阻滞经络，出现变症，因此，DPN为本虚标实之证，气血阴阳俱虚为本，瘀血与痰浊为标实。

1. 气血俱虚 《云林神彀》叙述"手足麻木，属气血虚，大补气血，风药引之。"《证治汇补·外体门》中以左右分气血虚之偏重："左右者，阴阳之道路。左半手足麻木者，责风邪与血少。右半手足麻木者，责气虚与湿痰。"在临床上，我们亦可根据患者左右肢体麻木程度的不同来辨别气虚与血虚的偏重。

2. 痰湿阻滞 《丹溪心法》曰："手足乃胃土之末，十指麻木，乃胃中有食积湿痰死血所致。"《古今医鉴·麻木》亦云"凡人手足麻木，并指尖麻者，皆痰滞经络也。"因痰湿阻滞经络，气血运行不畅，肢体肌肤失所养，故麻木不仁，甚则疲劳乏力。

3. 气血瘀阻 宋代杨士瀛在《仁斋直指方论》强调"气为血之帅，气行则血行，气止则血止""人以气为主……血脉之所以流者，亦气也。"气为血之帅，推动血液在脉内的运行。消渴日久，易伤气耗血，气虚则血行无力，留滞经络，形成瘀血。仝小林认为消渴痹病总以气虚血瘀为基本病机，气血虚弱为本，气滞血瘀为标，痛甚明显者涉及寒入骨髓，表现为阳虚寒凝血瘀。消渴病人多食用肥甘厚腻，致使脾胃积热，运化功能减弱，脾胃为中焦水谷、精气血运输的枢纽，脾之运化功能减退，则体内痰湿横生，阻滞经络的通路，影响气血的运行，出现瘀滞，表现为"不通"；脾主四肢，如若脾气亏虚，气血不能达至四末，失于濡养，表现为"不荣"；脾的温煦四肢的功能减退，久则殃及肾阳，寒气凝聚，病久根深蒂固，因寒而瘀，肢体疼痛、麻木、发凉等均是寒凝血结所致，亦表现为"不通"，出现疼痛，实则经络寒的表现。总之，"四肢不得禀水谷气，气日以衰，脉道不利，筋骨肌肉皆无气以生"，既表现为不通，亦涉及不荣，患者表现出疼痛难忍，或伴有麻木、发凉，甚则肌肉瘦削，严重影响了患者的生活质量。

4. 风寒湿三邪入体　《证治汇补·外体门》中有"痿属血虚，木属气虚，二者均谓之痹，皆不足病也，其症不痛，惟风寒湿三气杂至为痹者，乃有余之病，故多痛。有气血俱虚，但麻而不木者，有虚而感湿，麻木兼作者，有因虚而风寒湿三气乘之，周身掣痛，麻木并作者，古称之曰周痹。"并有"在手多兼风湿，在足多兼寒湿"的论述，阐明风寒湿三邪入体可致肢体麻木、痹痛。

（二）消渴痹证的临床表现

糖尿病周围神经病变临床主要表现为感觉异常，如四肢麻木、发凉、疼痛等。《外台秘要》中记载："病源，此由风湿毒气与血气相搏，正气与邪气交击，而正气不宣散，故疼痛，邪在肤腠，血气则涩，涩则皮肤厚，搔之如隔衣物，不觉知，名为'不仁'也。"仝小林认为疼痛最为顽固，严重影响了患者的生存质量。如《周慎斋遗书》中记载"一妇四十余岁，身体肥大，病后渐瘦，内觉火热外如冰冷……手见冷水即麻木不仁，头面筋搐而痛，骨节疼痛手不可近。"疼痛可呈现对称性，有刺痛、烧灼痛、锥刺痛，或剧痛难忍，夜间疼痛加重。《普济方》云："肾消口干，眼涩阴痿，手足烦疼。""腿膝枯细，骨节酸疼"是《丹溪心法》中对糖尿病并发症的描述。

《王旭高医案》描述糖尿病日久出现的症状为："消渴日久，但见手足麻木，肢凉如冰"。消渴病久，精血、阳气不足，病及四肢，精血、阳气不能达及，则不仅表面皮肤失去光泽，呈现干燥、脱屑，或者肌肤甲错，爪甲没有光华；病程日久也可能出现肌力减退、肌肉萎缩，表现为手足麻木、疼痛、发凉，久则手足痿废不用。临床可见手足麻木，或者像蚂蚁噬咬的感觉，或自觉发热，或像触电，走路时有踩棉感，或者束缚感，腱反射常减弱或消失，触觉、震动觉、温度觉、位置觉等感觉减退。及《续名医类案》载孙文垣治一消渴病人"腰膝以下软弱，载身不起"，明确指出消渴日久，可致肢痿软弱的情况。

（三）中医学对消渴痹证的治疗

中医药治疗 DPN 有悠久的历史。针对其主要病机为本虚标实，本虚在于气阴不足，标实在于瘀血阻滞，治疗多以益气养阴活血通络为主。回顾并分析中医药治疗糖尿病神经病变的文献发现，黄芪、山药、丹参是常用中药。其中黄芪味甘，性微温，针对糖尿病周围神经病变的"虚"证病机，具有益气养元，扶正祛邪，补气升阳、通经脉的功效。临床及药理研究表明，黄芪具有调节内皮细胞一氧化氮水平，调节血管生长因子 VEGF 表达，降糖及抗脂质过氧化的作用。丹参味微苦，性微寒，针对糖尿病周围神经病，具有活血化瘀，通利经络的作用。现代研究表明，丹参具有调节细胞 VEGF 表达，抗内皮细胞细胞凋亡的作用，此外还具有一定降血糖作用。山药味甘，性平，具有益气养阴，治本的作用。现代药理研究也表明山药具有滋补、降血糖等重要作用。

DPN 是在消渴日久、脾失健运、气阴两伤的基础上出现久病入络、络脉瘀阻的病变表现，属于络病范畴。DPN 既涉及脉络，又涉及气络，在脉络属"络瘀阻滞"，表现为血管系统病变，主要体现在血管内皮细胞损伤；在气络属"络虚不荣"，表现为神经－内分泌－免疫系统损伤，突出体现在周围神经脱髓鞘和施万细胞功能的变化。脉络与气络伴行，通过经脉网络系统以弥散、渗灌的方式实现其"行气血而营阴阳"的功能。综上，黄芪益气扶正，山药益气养阴，丹参活血化瘀，黄芪、山药、丹参合用共奏益气养阴活血之功效，兼顾荣养"气络"和疏通"脉络"之使命，与近年来热门研究的"络病学说"不谋而合。

现代中医对 DPN 的研究也很多，对于病因病机国内许多医家都有自己独到的见解。冯明清教授认为本病病理可概括为虚和瘀，虚为气血阴阳虚损，瘀为瘀血，贯穿疾病始终，因虚致瘀，虚瘀夹杂，以虚为本，以瘀为标。张发荣教授认为，DPN 主要是痰瘀为患。吕仁和指出 DPN 的基本病机为气阴两虚、经络瘀阻。林兰教授认为糖尿病性周围神经病变病机总由五脏柔弱致阴血不足，经脉血行不畅，甚至痹阻。仝小林提出针对痛性消渴痹病气虚、血瘀、寒凝的特殊病机，治疗需要补益中焦脾气，活血通络，温阳散寒。从"络病"角度辨治消渴痹病，多选用黄芪桂枝五物汤为基本方，寒凝痛显者则加乌头汤。糖络并治，助阳透寒。

第二节　糖尿病周围神经病变中医治疗研究进展

糖尿病周围神经病变（diabetic peripheral neuropathy，DPN）是糖尿病最常见的慢性并发症之一，其发生率与糖尿病控制状况及糖尿病病程密切相关，DPN 可累及感觉、运动和自主神经，但以感觉神经最为常见。DPN 是糖尿病足的主要病理基础之一，致残率较高，也是糖尿病患者反复住院的主要原因，严重影响糖尿病患者的生活质量，也给社会造成沉重的经济负担。DPN 的治疗现代医学目前尚无经循证医学证实有效的药物，临床上可用的西药和相关研究也很少，而中医药治疗 DPN 的研究较多，尤以活血化瘀治疗为重。

一、中医药治疗 DPN 相关文献

我们检索了重庆维普（VIP）和中国知网（CNKI）数据库中核心期刊发表的有关中医药治疗糖尿病周围神经病变的文献。检索条件为：题名或关键词或主题＝糖尿病＋周围神经病＋核心期刊＋（中医／中药／中西医结合），共检索出符合检索条件的中医药治疗 DPN 文献 117 篇，通过阅读摘要以及查阅全文，排除非对照类文献（如综述类文献及病例报道类文献）及病例总数少于

60 例的文章，其余 37 篇文献整理如下。

表 2-1　中医药治疗 DPN 相关文献

作者	总例数	治疗组年龄 / 平均年龄	男性	随机	盲法	统计方法	随访
陈　健	65	37 ～ 81/50.5	35	1	2	1	2
杨　竞	80	38 ～ 73/66.6	37	1	2	1	2
黄景玉	112	21 ～ 77/50.7	65	2	2	1	2
解合兰	71	18 ～ 75/50.5±6.7	35	1	2	1	2
杜积慧	120	32 ～ 74/53	76	1	2	2	2
李　靖	88	52.3	42	1	2	1	2
敬丕文	68	42 ～ 73	22	2	2	1	2
刘　冰	280	38 ～ 72	147	2	2	1	2
邓晓明	64	44 ～ 76/56.8±5.7	37	2	2	1	2
刘红英	73	36 ～ 73	35	1	2	1	2
刘春红	68	40 ～ 73/55.6±4.5	36	1	2	1	2
李国庆	65	43 ～ 77/54.7±7.6	34	1	2	1	2
苗桂珍	68	34 ～ 67/47.7±7.5	44	1	2	1	1
刘得华	67	43 ～ 75	67	2	2	1	2
施　剑	60	32 ～ 69	33	2	2	1	2
郝明强	120	38 ～ 72/52.4±6.2	73	1	2	1	2
冯志海	86	57.8±7.8	49	1	2	1	2
范红梅	64	34 ～ 68/46.5±7.3	36	1	2	1	2
商军科	62	59.12±5.67	34	1	2	1	2
张　众	72	41 ～ 77/54.2±5.7	42	1	2	1	2
穆俊平	155	42 ～ 83/62.5	99	1	2	1	2
武文红	120	25 ～ 78/56.2±4.7	74	1	2	1	2
杨　华	60	46 ～ 75/64.87±10.7	29	1	2	1	2
戴舜珍	150	49/30 ～ 65	74	1	2	1	2
徐生生	109	60 ～ 71	78	1	2	1	2
金　杰	202	49 ～ 68/59.4±5.6	105	2	2	1	2
高瑞东	110	33 ～ 80	65	1	2	1	2
周国立	77	31 ～ 84/61.7	35	1	2	1	2

作者	总例数	治疗组年龄 / 平均年龄	男性	随机	盲法	统计方法	随访
陈中伟	81	60.5	37	1	双盲	1	2
徐广武	80	49.6	26	1	2	1	2
陈　凯	103	40 ～ 72/55.6	44	1	2	1	2
李种泰	105	58/36 ～ 80	65	1	2	1	2
胡孝荣	156	54.5±5.8	118	1	双盲	1	2
胡宝峰	180	33 ～ 76/51	90	1	2	1	2
魏丹国	102	46±13.3	37	1	2	1	2
苏衍进	184	34 ～ 86/60	98	2	2	1	2
魏　红	120	56.2±6.5	67	1	2	1	2

注：1= 是；2= 否

　　37 篇文章病例纳入标准基本相同，大体为①有明确的糖尿病病史；②有周围神经病变临床表现；③除外其他因素引起的周围神经病变。

　　37 篇文献中 8 篇（21.6%）未提及是否采用随机方法，其余 29 篇（78.4%）都采用随机方法，37 篇中仅 2 篇（5.4%）采用双盲法，1 篇（2.7%）文章提及随访，无病例失访报道，1 例未说明统计学方法。患者年龄多在 40—60 岁，男性稍偏多。

二、治 疗 方 案

　　37 篇文章中 3 篇（8.1%）为治疗前后对照，1 篇（2.7%）研究分为治疗组、中药对照组、西药对照组共 3 组，其余 33 篇（89.2%）文献都分为治疗组和对照组。患者均接受包括控制饮食、适当运动、口服降糖药在内的基础治疗，除去三篇文章设置基础加中药治疗前后对照，对照组仅采用基础治疗有 5 篇（13.5%），基础治疗加服维生素 25 篇（67.6%），另有一篇（2.7%）未设西药对照，直接以不同的中药治疗为对照，两篇（5.4%）以基础治疗加用不同中药为对照，还有一篇（2.7%）设置基础加中药、基础加维生素两组对照。治疗组采用基础治疗加用中药 30 篇（81.1%），基础治疗加中药加外洗疗法 4 篇（10.8%），基础治疗加中药加针灸 2 篇（5.4%），另有 1 篇（2.7%）采用手足药套的特殊疗法（表 2-2）。

表 2-2　DPN 治疗方案相关文献

第一作者	疗程	不良反应观察	治疗组	总有效率(%)	对照组	总有效率(%)	临床症状观察	体征(腱反射)	神经传导速度	其他检查
陈健	1个月	2	基础+川芎素调冲剂	91.5	基础	54.3	1	1	2	肌电图、血糖
杨竞	3个月	1	基础+糖神散		基础+维生素 B		1	1	1	血糖、血脂、胆固醇
黄景玉	半个月	2	基础+血栓心脉宁胶囊	93.30	基础+弥可保	51.90	1	1	2	血糖、血流变学
解合兰	半个月	1	基础+川芎嗪	93.30	基础+维生素 B	46.20	1	1	1	血流变学
杜积慧	1个月	2	基础+中药外洗液	58	基础+维生素 B_1、维生素 B_{12}	63.3	1	1	1	2
李靖	半个月	2	基础+玉女煎	82	基础+维生素	31.6	1	1	2	2
敬丕文	2个月	2	基础+芪藤通痹	94.10			1	2	2	2
刘冰	1个月	2	益气养阴活血+针灸	100	益气养阴活血通络	95	1	1	1	血流变学
邓晓明	2个月	2	基础+糖络通合剂	57.6	基础+维生素	33.3	1	1	1	血糖、血脂
刘红英	1个月	2	基础+抑消通络汤	91	基础+维生素	63	1	2	2	2
刘春红	2个月	2	基础+补阳还五汤	88	基础	31	1	1	1	2

续表

第一作者	疗程	不良反应观察	治疗组	总有效率 (%)	对照组	总有效率 (%)	临床症状观察	体征（腱反射）	神经传导速度	其他检查
李国庆	2 个月	2	基础 + 益肾活血汤	94.12	基础	70.97	1	1	1	血流变学，血糖，血脂
苗桂珍	2 个月	2	基础 + 补气活血	97.1	基础	76.5	1	1	1	血糖，血脂
刘得华	1 个月	2	基础 + 当归四逆汤	77.60			1	2	1	2
施剑，曲妮妮	1 个月	1	基础 + 益气活血	87.50	基础 + 弥可保	55	1	2	1	血流变学
郝明强	1 个月	1	基础 + 糖神康		基础 + 弥可保		1	1	1	血糖，血流变学
冯志海	2 个月	2	基础 + 糖痹汤	76.79	基础 + 甲钴胺	63.33	1	1	1	血糖，血脂
范红梅	2 个月	2	基础 + 通痹汤	85	基础 + 维生素	33	1	2	1	血脂
商羊科	1 个月	2	基础 + 活血通络汤	90.63	基础 + 维生素	66.67	1	2	1	2
张众	2 个月	2	基础 + 糖痹消 + 外洗	85.7	基础 + 呋喃硫胺	36	1	1	1	2
穆俊平	1 个月	1	基础 + 补阳还五加黄芪桂枝五物汤	89	基础 + 维生素	69	1	1	1	2
武文红	2 个月	2	基础 + 丹参、川芎注射液 + 外洗	90.25	基础 + 弥可保	57.06	1	2	1	红细胞中山梨醇

续表

第一作者	疗程	不良反应观察	治疗组	总有效率(%)	对照组	总有效率(%)	临床症状观察	体征(腱反射)	神经传导速度	其他检查
杨华	1个月	2	基础+活血通络+外洗	66.67	基础+活血通络	33.33	1	2	1	2
戴舜珍	2个月	1	基础+通络降糖片	86	基础+弥可保	56	1	2	1	血糖、血脂、血流变
徐生生	半个月	2	基础+温阳化瘀汤	95.10	基础+丹参片	31.90	1	1	2	2
金杰	2个月	2	基础+糖脉通片	86.21	基础+弥可保	80.6	1	1	1	2
高瑞瑛	3个月	2	基础+水蛭胶囊	95	基础+甲钴胺	72	1	2	1	2
周国立	2个月	2	基础+活络效灵丹	93.6	基础+维生素	56.7	1	2	1	2
陈中伟	1个月	1	手足药套	73.33	基础+弥可保	42.86	1	1	2	2
徐广武	1个月	2	益气祛瘀通络	86.25	治疗前		1	1	2	2
陈凯	1个月	2	基础+五藤通脉汤	90.9	基础	72.9	1	1	1	2
李种泰	半个月	2	基础+针刺结合中药	89.10	基础+针灸+弥可保	74.00	1	1	1	血糖、血流变
胡孝荣	2个月	2	基础+血府逐瘀汤	93.50	基础+弥可保	75.64	1	1	1	血糖、肝功、肾功

续表

第一作者	疗程	不良反应观察	治疗组	总有效率(%)	对照组	总有效率(%)	临床症状观察	体征(腱反射)	神经传导速度	其他检查
胡宝峰	1 个月	2	基础+消癣通痹胶囊	95.28	基础+弥可保	55.41	1	2	2	血糖
魏丹国	半个月	2	基础+麻痛消胶囊	97	基础+维生素 B	58.50	1	1	1	甲襞微循环
苏衍进	1 个月	2	基础+消痹方	82.60	基础+弥可保	71.70	1	1	1	2
魏红	1 个月	2	基础+苦碟子注射液	90.00	基础+维生素 B	53.30	1	1	1	2

注：1=是；2=否

（一）中药治疗

总结中医药的治疗方案主要有口服用药，注射用药及配合针灸、外治法等。

中药治疗中静脉用药 3 篇，包括川芎嗪注射液 1 篇，丹参、川芎嗪注射液加通必舒霜（秦椒、红花、川芎）外洗 1 篇，苦碟子注射液 1 篇。

特殊疗法 1 篇。陈中伟采用糖尿病手足药套治疗（丹参、延胡索、川芎、桂枝、细辛、白芷、川椒各一份，净蜈蚣半份，共研为末）。

单纯用中药外洗 1 篇。寒凝血瘀组中药外洗液组成：透骨草 30g，川乌 15g，草乌 15g，白芷 15g，艾叶 30g，红花 15g，桂枝 15g，水煎外洗泡足，每次 30min，日 2 次。热壅血瘀组外洗液组成：金银花 30g，侧柏叶 30g，生石膏 30g，芒硝 15g，冰片 15g，红花 15g，水煎外洗泡足，每次 30min，日 2 次。

口服中药加外洗 2 篇。包括张众的糖痹消（三七、丹参、西洋参、鸡血藤、地鳖虫各 30g，黄芪、葛根、天花粉、首乌、桑寄生各 60g，杜仲、威灵仙各 15g）加外洗（鲜葱白 100g，干红辣椒 50g）；杨华的复方活血液（当归 60g，红花 30g，虎杖 60g，地榆 60g，黄连 15g，樟脑 10g）内服加外洗。

中药加针灸疗法 2 篇。刘冰采用益气养阴活血通络法。基本方：党参、黄芪各 15～30g，葛根、女贞子各 15～20g，当归 15g，川芎、地龙、水蛭各 12g，海风藤 20g，木瓜 10g，生甘草 6g。上肢症状明显者加桂枝 10g，桑枝 20g；下肢症状重者加牛膝 12g，杜仲 10g。加针灸曲池、尺泽、足三里、手三里、内关、合谷、阳陵泉、阴陵泉、悬钟、三阴交、太冲等为主穴，然后根据疼痛部位适当配穴。李种泰、杨文波等自拟中药方剂滋阴通络汤：熟地黄、龟甲各 15g，山茱萸 12g，泽泻、牡丹皮各 10g，黄柏、知母各 9g，黄芪 15g，当归 12g，鸡血藤 20g，川芎 12g，红花 10g，地龙、乌梢蛇各 12g，水蛭 3g，蜈蚣 3g（2 条）；加针灸，针刺主穴：胰俞、肝俞、肾俞、太溪、极泉、环跳，配穴：随症选取曲池、足三里、阳陵泉、三阴交。

单纯口服中药 28 篇。

(1) 口服单味药 1 篇，即高瑞东的水蛭胶囊。

(2) 古方 7 篇，主要应用川芎茶调冲剂、玉女煎、补阳还五汤、当归四逆汤、补阳还五汤加黄芪桂枝五物汤、活络效灵丹。

(3) 经验方 17 篇。其用药组方各不相同，但大体都以补气养阴兼活血化瘀为基本立意，多用补气药黄芪及活血通络、养阴药如当归、鸡血藤、丹参、党参、生地黄、玄参、川芎、山药、红花、天花粉、赤芍、葛根、桃仁、白芍、牛膝、地龙等。

(4) 辨证论治 3 篇。主要是补气活血、益气活血、益气祛瘀通络三种方法。

（二）治疗时间（疗程）

对于糖尿病周围神经病变的研究疗程在半个月至 3 个月，其中疗程半个月的 6 篇（16.2%），1 个月的有 16 篇（43.2%），2 个月的 13 篇（35.1%），3 个月的 2 篇（5.4%）。8 篇提及对不良反应的观察（21.6%），见表 2-2。

（三）结局指标

对于结局指标的观察，多是根据糖尿病周围神经病变的病变特征，主要观察症状（肢体麻木、疼痛、针刺、灼热等）；体征（深 / 浅感觉减退、肌萎缩无力、腱反射减弱或消失等）；神经传导速度以及其他血液生化指标（血脂、血糖等）。其临床总有效率（疗效评价标准）的统计也大都是根据结局指标前三项（症状、体征、神经传导速度）评估。

同时观察症状、体征和神经传导速度的文献有 20 篇（54.1%），仅观察症状和体征者有 6 篇（16.2%），仅观察症状和神经传导速度的有 8 篇（21.6%），仅观察症状的 3 篇（8.1%）。兼有其他检查的文献共 18 篇（48.6%），主要是血液生化检查，血糖、血脂、血流变学等。治疗有效率如表 2-2 中药治疗有效率都在 50% 以上，最低 73.33%，最高可达 100%；治疗组有效率都高于对照组。

由表 2-2 可见，目前国内关于中医药治疗糖尿病周围神经病变的报道虽然很多，但在众多的研究中也存在一定的问题，主要表现为研究例数相对较少，对统计学方法的强调不够，对随机双盲方法的应用不够，缺乏对脱落病例的报道，缺乏多中心、多试点的研究等；在治疗中，存在的主要问题是，目前治疗方法零乱，没有提出相对统一的治疗方案；对结局指标的描述过于简单，尚缺乏有说服力的统一的指标；缺乏对药物不良反应的观察及对患者停药后的随访，对 DPN 的远期疗效重视不够等。在今后对中医药治疗糖尿病周围神经病变的研究中，中医怎样发挥它的特长、怎样克服其不足、怎样更好的为患者服务将是我们亟待解决的问题。

三、血瘀证与糖尿病周围神经病变

（一）血瘀证与糖尿病周围神经病变的临床表现

血瘀证是由血行不畅或血流瘀滞而成，分为有形之瘀和无形之瘀两种，其临床特点包括：①舌紫暗或有瘀斑瘀点；②典型涩脉或无脉；③痛有定处（或久痛、锥刺性痛、不喜按）；④瘀血腹证；⑤瘀积；⑥离经之血（出血或外伤瘀血）；⑦皮肤黏膜瘀血、瘀斑，脉络异常；⑧痛经伴色黑有血块或闭经；⑨肌肤甲错；⑩偏瘫麻木；⑪瘀血狂躁等。理化检查具有血液循环瘀滞表现。临床研究发现血瘀证与微循环障碍、血液流变性失常、血流动力学异常和结缔组织代谢异常等有关。

DPN 虽然没有相应的中医病名，但属于中医学的"痿证""痹证""厥证""血痹""麻木"等范畴。中医古籍对其临床表现早有论述，《王旭高医案》中记载：消渴日久，但见"手足麻木""肢凉如冰"；《秘传证治要诀》提到："三消久之，精血既亏，或目无见，或手足偏废如风疾，非风也"。现代医学发现，DPN 可累及感觉神经、运动神经和自主神经，以感觉神经多见。临床表现为肢体麻木、疼痛、发冷、发热、感觉缺失等症状，体征以浅感觉、姆趾振动觉减退及踝反射减弱为主，虽自觉疲乏为主诉者较多，但肌力减退及肌萎缩者少见。神经传导速度检测发现感觉和运动传导速度减退，以前者更为明显。

陈红霞等通过观察 300 例 DPN 住院病人的中医症状、舌象、脉象及临床表现（症状、体征、血糖、血脂、血流变、神经传导速度测定），探讨 DPN 患者的中西医临床特点及相关性。发现临床症状出现情况依次为双下肢麻木、疲乏、双足发凉、下肢疼痛（灼痛、刺痛）、胫前色素沉着、下肢蚁走感，而以麻木最为显著；舌体以嫩为主，舌质以淡、暗为主，舌苔以薄白为主；脉象以细脉及弱脉为主；中医证型以气虚血瘀最多见。体征方面，以浅感觉、踇趾振动觉减退及踝反射减弱为主，虽自觉疲乏为主诉者较多，但肌力减退及肌萎缩者少见。实验室方面，血糖控制水平多不理想，有 50% 以上血脂升高 [三酰甘油、胆固醇和（或）低密度脂蛋白升高]，血流变异常者占 70% 以上，其中有 71% 为血黏度升高，近 60% 为纤维蛋白原升高，90% 以上神经传导速度减慢。多数患者在有 DPN 并发症的同时，多合并其他大血管或微血管并发症，其中以糖尿病视网膜病变最多见。

DPN 患者肢体麻木、疼痛，血脂升高、血液流变异常、血黏度升高、纤维蛋白原升高，从中西医学的临床特点可见 DPN 具有血瘀证的临床表现。

（二）血瘀与糖尿病周围神经病变的发病机制

DPN 的病因病机，不少医家认为是因虚致瘀变生而来。《血证论》有"血渴"的记载，阐述了瘀血为消渴的病机。"瘀血发渴者，水津之气根于肾水……有瘀血者，则气为血阻，不得上升，水津因不能随气上布"。瘀血是糖尿病的病理产物，同时血瘀和瘀血还是糖尿病及其并发症的病理基础。消渴病久不愈，耗伤气血津液，气虚不能帅血，血行不畅，而致血络瘀滞；气血不能运行至四肢末端，筋脉失养而致本病。久病入络，血行不畅，气血不能通达四肢，也致肌肉筋脉失养，出现肢体麻木疼痛无力。DPN 属本虚标实，本虚是气阴双亏，标实为血瘀。病机为气血阴阳亏虚，因虚致瘀，血瘀又是诱发和加快本病发展的病理基础。

DPN 的发病机制目前尚未完全明了，但可以肯定的是微循环障碍、代谢紊乱、神经营养因子缺乏和免疫因素参与了 DPN 的发病和发展，其中与微循环障碍和代谢紊乱（多元醇代谢通路增强、肌醇代谢紊乱、脂质代谢障碍、非酶促蛋白质糖基化、自由基增多等）的关系最为密切，二者最后的结果导致血液流变学异常、血管活性因子改变、滋养神经的血管受损，终致神经损害而发生本病。

研究发现糖尿病时血小板黏附和聚集能力增强，红细胞变形能力下降，血液中凝血物质增多，组织纤溶酶激活物减少及组织纤溶酶原抑制物（PAI- I）增多等导致血液呈高凝状态，易于形成血栓，导致神经组织缺血、缺氧。另外，糖尿病患者由于持续性高血糖，糖化血红蛋白升高，红细胞携氧能力下降，同时，非酶蛋白糖化作用、氧化应激，使血管内皮细胞损伤，血管活性因子改变，前列环素 2（PGI_2）及其代谢产物 6- 酮 -PGF 降低，血栓素 A_2（TXA_2）产生增加，PGI_2/TXA_2 比值下降；内皮素（ET）分泌增多，而一氧化氮（NO）合成减少、灭活增加；导致血管平滑肌收缩，造成神经缺血、缺氧性损害。多普勒或荧光血管造影亦证实存在神经血流量（NBF）和氧张力降低。病理学研究发现病变的神经内血管壁增厚，透明样变性；神经膜毛细血管数目减少，基底膜增厚，内皮细胞增生；部分跨神经的神经内毛细血管管腔狭窄。

从中医学和现代医学视角，DPN 的发病机制和病理也表明其和血瘀有密切关系。

（三）活血化瘀与糖尿病周围神经病变的治疗

DPN 发病因素的多样性和复杂性使治疗存在一定困难。单一西药疗效欠佳，临床研究少，而中药通过其多靶点作用机制在 DPN 的治疗中凸显优势，相关研究甚多，归纳如下。

1. 单方　川芎嗪、银杏叶制剂、水蛭胶囊、丹参注射液、复方丹参注射液、红花注射液、葛根素注射液（血流变学明显改善，红细胞山梨醇明显下降）、刺五加注射液、黄芩提取物黄芩苷、野生全天麻。除黄芩提取物黄芩苷和野生全天麻外，其他药物均有活血作用，能扩血管、改善血液流变学、降低糖化血红蛋白，以及纠正代谢紊乱的作用。

2. 复方

（1）古方：研究较多的古方有补阳还五汤和黄芪桂枝五物汤。前者是益气活血通络的名方，研究者们发现补阳还五汤、补阳还五汤合六味地黄汤、补阳还五汤随证加减治疗 DPN 均获得较好疗效。

补阳还五汤出自于清代活血大家王清任之手，《医林改错》治中风后，半身不遂，口眼歪斜，语言謇涩，口角流涎，大便干燥，小便频数，遗尿不禁。生黄芪四两，当归尾二钱，赤芍一钱半，地龙、川芎、桃仁、红花各一钱。水煎服。其制方思路是大补正气，配合小剂量活血药，益气活血，这个方子是治疗气虚血瘀诸病的，症候以气虚为先，气虚是根本病理机制，血瘀为次要的病理产物，治疗上要把重点放在补足肺脾之气上，活血药可以作为辅助，这也体现了"治痿独取阳明"的原则，大补中焦之气，以壮四肢。本方的配伍特点是：以大剂量的黄芪补气，以相对小剂量的活血药活血通络，大补元气的黄芪治本，小剂量的活血药治标，兼顾标本；且补气而不壅滞，活血又不伤正。

《本草正义》记载了蜜炙黄芪专补虚损。黄芪为补气健脾之首，一则补气行滞，助津血输布；二则健脾生血，使气旺血充，以荣养周身。气虚无力健运，气血无以化生，不荣则痛；气虚无以帅血，血行艰涩，不通则痛。黄芪补气行滞，健脾生血，正对 DPN 不荣则痛、不通则痛的病机。

当归功能补血调经，和血止痛，治疗血亏、瘀滞、气血失和之痹痛、麻木等，与 DPN 营血虚滞的病机契合。陈淑群研究显示当归有补血、抗血小板聚集、增加循环血量、调节免疫等作用，与中医学认为的补血活血颇为相似。赤芍：苦，微寒。归肝经。清热凉血，散瘀止痛。白芍：苦、酸、微寒。归肝、脾经。可以补血，能够和脾气。赤芍、白芍在本方中养营以益血，行壅以通痹。现代药理研究表明赤芍有抑制血小板聚集作用；提取物能抗红细胞聚集。

川芎：辛，温，升浮。主要归肝和心包经，川芎主要作用就是活血止痛，上可以到达头目，缓解头部的疼痛，中可以入肝，行肝气，活肝血，向下可以到达血海，可以调妇人之经水。现代药理研究显示，川芎嗪可以增加肢体血流量；可使全血黏度下降，使红细胞更易于分散，能使血小板表面活性下降，不利于血小板凝集，预防血栓形成，因超氧自由基、过氧化硝基和羟自由基可被川芎中的阿魏酸清除。地龙：咸，寒。归肝、脾、膀胱经。地龙为动物药，无孔不入，通经络的效果很好。其走膀胱经，所以也可以利尿。现代药理研究显示，地龙有较好的防止血栓形成的作用。有学者发现地龙中所含有的某些物质能加快伤口愈合，可以调节免疫，抑制慢性炎症及组织水肿的作用较强。

桃仁：苦、甘，平。有小毒。归心、肝、大肠经。活血祛瘀，润肠通便，止咳平喘。近些年来的药理学研究表明，对桃仁进行处理，将其有效成分提取，可以显著增加机体股动脉内的血液流量，使血管的阻力有效降低，从而能使人体的血流动力学更趋于稳定。研究表明，黄芪也可以减轻炎症反应，还能显著降低炎症所致的血管通透性。桃仁含苦杏仁苷，可以营养神经。

红花：辛、温，主要归于心和肝经。化瘀通经，活血止痛。现代药理研究显示，红花对于预防血栓形成有一定的作用。有动物研究显示，红花提取液能避免由缺血引起的神经细胞脑损伤，对神经元细胞有良好的保护作用。贾菲菲等研究发现，红花中的一些有效成分能够发挥抗凝血的作用。有研究表明，红花作用于糖尿病周围神经病变的机制在于降低血液的黏稠度，阻止微小血栓形成并且能够对它进行溶解；抗血小板聚集；扩张微血管，改善微循环；减少微血栓形成；由去甲肾上腺素和肾上腺素导致的血管收缩可以得到抑制，这样就可以使血管平滑肌的痉挛得到抑制。

黄芪桂枝五物汤出自于《金匮要略·血痹虚劳病脉证并治》："血痹阴阳俱微，寸口关上微，尺中小紧，外证身体不仁，如风痹状也，黄芪桂枝五物汤主之。"全方组成：黄芪三两，芍药三两，桂枝三两，生姜六两，大枣十二枚，上五味，以水六升，煮取二升，温服七合，日三服。《金匮要略论注》："此由全体风湿血相搏，痹其阳气，使之不仁。故以桂枝壮气行阳，芍药和阴，姜、枣以和上焦荣卫，协力驱风，则病源拔，而所入微邪亦为强弩之末矣。此即桂枝汤去草加芪也，立法之意，重在引阳，故嫌甘草之缓小，若黄芪之强有力耳。"此言四肢不仁，因邪气闭阻，阳气不能通达所致，需用桂枝类行阳气，加以芍药、姜、枣补益，合力驱风除痹。《金匮要略方论本义》："黄芪桂枝五物汤，在风痹可治，在血痹亦可治也。以黄芪为主固表补中，佐以大枣；以桂枝治卫升阳，佐以生姜；以芍药入营理血，共成其功。五物而营卫兼理，且表营卫里胃肠亦兼理矣。推之中风于皮肤肌肉者，亦兼理矣，固不必多求他法也。"此亦言扶正助阳以行血，理风养肌以除痹。方中以黄芪为君益气固表，补益一身正气，亦包括经络之气。《得配本草》言："黄芪补气，而气有内外之分。气之卫于脉外者，在内之卫气也；气之行于肌表者，在外之卫气也。"桂枝散寒，温通四肢经脉，《本草再新》言其"温中行血……治手足发冷作麻、筋抽疼痛"。白芍养血敛阴，柔筋止痛，《别录》云其亦可"通顺血脉"。桂枝与黄芪配伍，可益气，可行气，可生血，亦可助血；桂枝与白芍配伍，乃调和营卫之佳对。生姜辛温，疏散风邪，以助桂枝之力；大枣甘温，养血益气以资黄芪、白芍之功。临床实践过程中，对于络痹显著者也可加鸡血藤、首乌藤等活血通络之良品。诸药共奏益气、温阳、行血、缓急、调和之功。

（2）专方论治：临床治疗 DPN 的成方甚多，衡先培等观察了具有活血祛痰、通络止痛、养阴清热功效的通络糖泰（水蛭、白芥子、冰片、延胡索等）治疗 DPN 患者，并与西药治疗组比较。李彦竹等自拟益气活血通络的糖平络通饮（黄芪 30g、太子参 20g、葛根 15g、生地黄 15g、水蛭 15g、赤芍 15g、川芎 12g、鸡血藤 20g、络石藤 20g、银花藤 20g、牛膝 15g、桃仁 12g、制乳香 10g、制没药 10g），并与弥可保治疗比较。冯志海等用糖痹汤（黄芪、黄精、葛根、水蛭、川芎、红花、细辛、桂枝）、戴舜珍等对通络降糖片（黄芪、太子参、生地黄、葛根、山茱萸、当归、鸡血藤、牛膝、桃仁、地龙、蜈蚣、丹参等）、张瑞彬等用仙藤通络汤（威灵仙、鸡血藤、海风藤、水蛭、黄芪、生地黄、川芎、黄精、地龙）治疗 DPN 都取得良好效果。上述研究中药组有效率均明显高于对照组。这些专方或以活血化瘀中药为主，或佐以活血化瘀中药。

（3）以法论治：益气活血法、活血化瘀祛风通络法、益气养阴活血法、理气化浊法，是文献报道的治疗 DPN 的常用治疗法则，由此可见，活血化瘀最为重要。

（4）分型论治：中医对 DPN 的分型尚无统一标准，著名中医学家林兰教授将本病分为气血两虚、气虚血痹，肝肾两虚、血不荣经，脾胃虚弱、痰浊阻络，气滞血瘀、脉络瘀阻等四型。分别应用黄芪桂枝五物汤加减，虎潜丸合芍药甘草汤加减，指逆茯苓丸合补中益气丸加减和桃仁四物汤加减。李继年等将 DPN 分为 4 型：气血亏虚型治以补气养血法拟益气活血汤加减；气滞血瘀型治以行气活血、通络祛瘀法，方拟丹参通脉饮加减；湿热阻络型治以清利湿热、通络止痛法，方拟神妙汤加减；脾肾阳虚型治以温肾健脾、活血散寒法，方拟金匮肾气丸加减。刘红英等治疗 DPN 分为 4 型，胃热炽盛血瘀、阴虚燥热血瘀、阳虚寒凝血瘀、气阴两虚血瘀，以抑消通络汤为基本方随证加减。陈红霞等观察了 300 例 DPN 患者，发现气虚血瘀型最为常见（66.7%），其次为气阴两虚型（12%）、痰瘀互结型（9%）、湿热内蕴型（8.3%）和阴虚火旺型（3%）。也有作者将 DPN 临床分为三期：早期多表现为气阴两虚，中期则以肝肾阴虚为主，晚期多表现为脾肾阳虚，并发现早中晚三期均兼有瘀血阻滞证候，瘀血证的存在贯穿疾病的全过程。虽然气虚血瘀和气滞血瘀不能覆盖全部 DPN，但从诸位医家的辨证论治可发现几乎均有活血类中药，活血化瘀治疗占有重要地位。

何生奇等复习了 1992—2004 年中医药治疗 DPN 的文献，并比较了 1992—1997 年与 1998—2004 年期间的药物治疗，发现治疗 DPN 使用频率最高的十味中药是：黄芪、当归、丹参、生地黄、红花、川芎、赤芍、桃仁、牛膝、桂枝。其中 7 味是活血药。剩余 3 味中，黄芪具有益气活血作用，含多糖、黄酮、苷类等多种化学成分，具有降低血糖、扩张血管、降低外周血管阻力；而桂枝含的桂皮油能促血管扩张，调整血液循环，使血液流向体表。1992—1997 年与 1998—2004 年做对比研究发现，后者养阴清热药味相对减少，而益气活血化瘀的力量增强。

（四）其他治疗

严格控制血糖是治疗 DPN 的基础。此外，包括代谢紊乱治疗（醛糖还原酶抑制药、肌醇、神经节苷脂），神经营养治疗（甲基维生素 B_{12}）和最为常见的扩血管、改善血液流变学等治疗。

近年，DPN 动物模型转入血管内皮生长因子基因后病变部位的血管数目和血流量恢复至正常水平，血管内皮生长因子基因的高表达引起周围神经功能恢复，这一医学研究进展也体现着活血化瘀治疗的价值和前景。

纵观 DPN 的病因、发病机制、临床特点和治疗，无不体现着血瘀证的特点和活血化瘀治疗的必要性。中西医学的横向比较和相关性更强有力支持活血化瘀治疗在 DPN 中的应用，在中医辨证的基础上始终不忘益气活血通络为基本大法。

第三节　糖尿病周围神经病变诊断及治疗

糖尿病周围神经病变（diabtic peripheral neuropathy，DNP）与糖尿病肾病、糖尿病眼病，习称"糖尿病三联病症"。其中，糖尿病神经病变中的周围神经病变，可表现为手足感觉异常如冷凉、麻木、疼痛、灼热及腹泻、泌汗异常等，是最常见的糖尿病神经并发症之一。20 世纪 70 年代糖尿病周围神经病变发生率仅 4%，近年来由于神经系统检测手段的不断提高及糖尿病患病率的增加，检出率上升到 70%～90%。1980 年上海地区调查发现，糖尿病新发病例神经病变者占 90%，而其中周围神经病变者占 85%。糖尿病病程 10 年者，周围神经病变患病率在 50% 以上。病程、血糖控制情况与糖尿病周围神经病变有相关关系。可见，糖尿病周围神经病变的发病率很高，应引起临床高度重视。

糖尿病周围神经病变涉及范围广，按其临床表现在中医学文献中相当于消渴病继发的"血痹""痿证""厥证""痛证""汗证""阳痿"等病症。

一、诊　　断

（一）临床表现

糖尿病周围神经病变可发生于双侧或单侧，或对称或不对称，但以双侧对称性者为最多见，单侧性及多发性单侧者较少见。临床最常累及股神经、坐骨神经、正中神经、桡神经、尺神经、腓肠神经及股外侧皮神经等多条长神经，胸长神经，喉返神经及喉上神经亦可受累。感觉、运动及自主神经可同时损伤或仅其中部分受累，尤以感觉神经功能失常为多见。

下肢症状尤较上肢为多见。常见肢体对称性疼痛和（或）感觉异常。痛呈刺痛、灼痛、钻凿痛，位于深处，似在骨髓深部，或剧痛如截肢，或触痛过敏，不得覆被；痛每于晚间就寝后数小时加重，行走后可减轻。感觉异常有麻木、蚁走、虫爬、发热、触电样感觉，往往从远端脚趾上行可达膝上，分布如袜子与手套，感觉常减退。当运动神经累及时，肌力常有不同程度地减退，晚期有营养不良性萎缩。

体征：跟腱反射、膝反射常消失，比上肢肌腱反射消失更为多见而严重；震动觉消失或减低。位置觉消失或减低，尤以深感觉减退较明显。

周围神经中自主神经受累时，可有血管舒缩障碍，引起皮肤苍白、发绀，多汗或少汗，指甲软弱，脱毛等神经营养失调表现。同时可出现夏科关节，多见于跗小关节，可单侧可双侧，膝及肘累及者较少见。早期仅有肿，无红热，不疼痛，继续发展可出现关节畸形，呈外翻转，X线片显示骨质破坏，无积液，严重时有骨髓炎，可伴下肢溃疡，特别是当下肢浅部或深部痛觉低时易受伤，感染而发生溃疡。

（二）辅助检查

1. **电生理检查**　糖尿病性神经病变主要根据临床表现及体征来诊断，但电生理检查对神经病变早期发现具有重要价值。美国密歇根州糖尿病周围神经病评分（MDNS量表）见表2-3。

（1）肌电图（electromyography，EMG）。肌肉与躯体的其他组织一样，在其静息状态和活动时，能显示有规律的电活动现象。当肌肉兴奋时所产生的生物电活动，称为肌肉的动作电位或动作电流。肌电图为肌肉活动时的微小电位差的放大记录，借以了解神经或肌肉疾病的状态。每个运动神经元及其所支配的许多肌纤

表 2-3　美国密歇根州糖尿病周围神经病评分表（MDNS 量表）

神经传导速度测定			临床体格检查		
正中感觉神经	正常	0	正常	0	右拇指振动觉
	异常	1	减退	1	
正中运动神经	正常	0	消失	2	
	异常	1	正常	0	左拇指振动觉
尺侧感觉神经	正常	0	减退	1	
	异常	1	消失	2	
腓肠神经	正常	0	正常	0	右拇指 10g 尼龙丝测试
	异常	1	减退	1	
腓侧运动神经	正常	0	消失	2	
	异常	1	正常	0	左拇指 10g 尼龙丝测试
			减退	1	
			消失	2	
			有疼痛感	0	右拇指背侧针刺觉
			无疼痛感	2	
			有疼痛感	0	左拇指背侧针刺觉
			无疼痛感	2	
			正常	0	右拇指伸展肌肌力
			轻 - 中度无力	1	
			重度无力	2	
			不能活动	3	
左拇指伸展肌肌力	正常	0	填表说明：		
	轻 - 中度无力	1	1. 临床体格检查项目		
	重度无力	2	感觉：拇指振动觉（128Hz 音叉测试），10g 尼龙丝触觉，拇指针刺觉		
	不能活动	3			
右踝背屈肌肌力	正常	0	肌力：手指展开，拇指伸展，踝关节背屈		
	轻 - 中度无力	1	反射：肱二头肌反射，肱三头肌反射，膝反射，跟腱反射		
	重度无力	2			
	不能活动	3			

神经传导速度测定			临床体格检查
左踝背屈肌肌力	正常	0	2. 积分算法
	轻 - 中度无力	1	感觉损伤得分 = 左右两侧感觉检查项目得分之和
	重度无力	2	
	不能活动	3	肌力得分 = 左右两侧肌力检查项目得分之和
右侧肱二头肌反射	存在	0	
	亢进	1	反射得分 = 左右两侧反射检查项目得分之和
	减弱或消失	2	临床体格检查得分（ES）= 感觉损伤得分
左侧肱二头肌反射	存在	0	+ 肌力得分 + 反射得分
	亢进	1	神经传导测定结果得分（NS）= 各个神经
	减弱或消失	2	传导检查测定结果之和
右侧肱三头肌反射	存在	0	3. 积分意义
	亢进	1	ES 　　周围神经病变 　　NS
	减弱或消失	2	0～6 　无 　　　　　　0～1
左侧肱三头肌反射	存在	0	7～12 轻度 　　　　　　2
	亢进	1	13～29 中度 　　　　　3～4
	减弱或消失	2	30～46 重度 　　　　　5
右侧股四头肌反射	存在	0	4. 10g 尼龙丝测试：用 10g 丝织物触及拇指背部 10 次，病人报告感觉到的次数，记录正确的次数
	亢进	1	
	减弱或消失	2	
左侧股四头肌反射	存在	0	
	亢进	1	
	减弱或消失	2	
右侧跟腱反射	存在	0	
	亢进	1	
	减弱或消失	2	
左侧跟腱反射	存在	0	
	亢进	1	
	减弱或消失	2	

维被称为一个"运动单位"。正常出现的肌肉活动其最小单位是一个运动单位的收缩。检查时将同心圆针电极插入欲检查的肌肉，将两极间的电位差增辐于阴极示波管显示波形，观察和记录。

正常肌肉静息时是无电活动的，当检查的针电极插入肌肉时引起一串动作电位，持续 1s，称插入电位。当肌肉轻度收缩时只引起单个运动电位的动作电位，波形多为双相或三相，波幅一般不超过 1000μV，持续时间为 2～10ms，频率为 5～10Hz，肌肉中度收缩时，频率增加至 20～50Hz，肌肉强度收缩时引起肌肉的全部运动单位活动，频率增加到 50～150Hz，波幅也增高，各个运动单位的高频放电挤在一起，无法认出每个运动单位轮廓，故称干扰型（干扰相）。

周围神经病于肌肉静息时出现自发性电活动，表现为肌纤维颤动电位、正相尖波和肌束性颤动波；肌肉轻度收缩时，多相性运动单位电位增多；肌肉强度收缩时运动单位的总数减少，因而呈单纯相，有时呈混合相。运动单位平均波幅在周围神经病变时正常或减低，在前角细胞损坏时增高。肌电电位的平均时程增加。

肌源性病变于肌肉静息时无电活动；肌肉轻度收缩时，运动单位电位增多；肌肉强度收缩时运动单位电位的数量不减少，仍呈干扰型，但波幅降低，无纤颤及束颤波。肌电电位的平均时程缩短。

神经传导速度测定分运动神经传导速度和感觉神经传导速度，是计算兴奋沿神经传播速度的一种诊断技术，对于确定病变位于脊髓或神经根、周围神经或肌肉、神经末梢或神经肌肉接头处很有意义。周围神经病变时传导速度明显减慢，肌肉疾病时则正常。

（2）诱发电位：目前用于临床的诱发电位技术多属感觉性诱发电位，是感觉神经接受外界刺激后，兴奋沿相应的感觉神经径路直至大脑皮质时所产生的一系列电位变化。将之记录并加以分析，就可获得感觉传导径路各个水平的功能状态，为临床提供必要的信息。

根据接受的刺激及其感受部位的不同，临床上通用的有视觉诱发电位（VEP）、脑干听觉诱发电位（BAEP）和体感诱发电位（SEP）。

①描记方法。因为诱发电位十分微弱，并被淹没在较其大数十倍乃至上百倍的自发脑电和肌电背景活动中，无法辨认，故需用信号平均（叠加）的电脑技术，使随电刺激出现的有规则的诱发电位波形被贮存并被同步叠加，因而随刺激次数的增加逐步成比例地增大；而与刺激无关的自发脑电、肌电及噪声（电干扰）等，在叠加过程中被逐渐相互抵消直至基本消失，从而保证了诱发电位的显现。

检查时在其他方面也有一定要求，如实验室的温度、光亮、噪声；刺激的形式、性质、强度、重复率；电极的放置、仪器的性能等均有严格规定。如 BAEP 系在颅顶记录，参考电极置于同侧耳垂或乳突，每耳通过隔音耳罩给予强度为 70 ～ 80dB 的高频短声，刺激频率每秒 10 ～ 20 次，扫描时间 10ms；VEP 常用黑白翻转的棋盘格图形作为刺激，在枕部头皮记录；SEP 常以微弱电流刺激腕部正中神经或踝部胫后神经，可分别在肘部（腘窝）、锁骨上窝、颈（胸）椎脊突和相当于中央后回处的头皮上记录。

②图形分析和各波来源。波形分化和重复性：观察波形及其分化是否正常和清楚，两次检查波形是否基本重叠一致。波形分化或重叠性不好，可因神经通路病变或描记技术欠佳引起。

各波的命名方法不一。BAEP 以罗马数字命名，其他常以各波正常潜伏期平均值的毫秒数随附于波后命名。波形向上者为负波（N），向下者为正波（P）。VEP 的 N1、P1 和 N23 个主波均来自枕叶视区，以 P1、P100 最重要。BAEP 有 7 个负波，以 Ⅰ、Ⅲ、Ⅴ 3 个波最重要，分别来自听神经、脑桥上橄榄核和中脑下丘。刺激正中神经出现的 SEP 的 4 个波分别来自外周神经、臂丛入脊髓处（P9）、颈髓后角（P11）和中央后回（N20）。

波峰潜伏期是指自刺激开始至各波峰的传导时间，以毫秒（ms）计。若延长则表示在其前的感觉径路传导受阻，亦即发生病变。

波峰间期是指两个波峰间的传导时间。若延长则表示产生该两波的神经组织之间传导受阻亦即发生病变。即 BAEP Ⅰ、Ⅲ、Ⅴ波之间峰间期的延长则表示脑干功能异常。

波幅是峰顶至峰谷间的垂直距离，以微伏（μV）计。其高低和参与兴奋的神经组织数量有关。变异很大，仅当两侧差超过50%时才有意义。BAEP 还须重视同侧Ⅴ/Ⅰ波幅比，如 < 1/2 提示中脑有病变。

③临床应用

BAEP：检查不合作患者的听力和判断聋的性质。可鉴别器质性聋、功能性聋、诈聋、传导性聋和感音神经性聋，对感音神经性聋还可进一步明确病变部位在耳蜗、脑干，还是皮质。

SEP：糖尿病患者出现神经系统并发症早期临床上可无症状，而此时 SEP 即可发现异常。有报道85例糖尿病患者的 SEP，发现其周围神经和神经根的传导时间均明显延长，波幅下降，其中枢传导时间亦显著延长。提示糖尿病患者外周至中枢的感觉传导功能多有不同程度受累。

VEP：糖尿病并发视神经病变或多发性硬化出现的视神经病变，早期 VEP 的异常率高，有助于辅助诊断。

MEP：近年来用于对运动系统疾病的诊断，也可用于判断治疗效果及预后。

电流或磁场经颅或椎骨刺激大脑皮质或脊髓所记录到的肌肉动作电位，称为运动诱发电位（MEP）。由于高强度脉冲磁场能穿透颅骨等高阻抗的生物组织结构，而且磁刺激无电刺激产生的疼痛不适，无不良反应和并发症，操作简便。操作方法是将刺激线圈置于需要检查的头皮运动区进行刺激，用一对表面电极记录该运动区所支配的躯体肌肉的诱发电位，随刺激线圈由头皮运动区向颈或胸、腰髓体表投影区移动，可记录出不同潜伏期的电位，由此可计算出传导时间。若传导时间延长或 MEP 波幅降低或完全消失，提示运动通路存在病变。目前 MEP 已用于多发性硬化、运动神经元病、脑血管病、脊髓外伤、颈椎病性脊髓病及肝脑变性和糖尿病并发神经系统损害等疾病的临床诊断与研究。

（三）诊断标准

糖尿病性周围神经病变是糖尿病的主要并发症之一，发生率高，病变涉及广，但病变早期常无症状，因此，必须提高对该病的警觉性。主要诊断依据包括：①有糖尿病病史或诊断糖尿病的证据；②出现感觉、运动或自主神经病变的临床表现；③神经电生理检查的异常改变。2010年美国糖尿病学会提出的糖尿病周围神经病变诊断标准见表2-4。

表2-4　2010年美国ADA提出糖尿病周围神经病变诊断标准

1. 明确的糖尿病病史，住院或门诊就诊观察期间血糖经药物或胰岛素治疗控制在稳定水平。无肝肾功能严重异常、无其他严重并发症
2. 四肢末端感觉异常和（或）感觉障碍，膝、跟腱反射减弱或消失
3. 神经电生理检查传导速度减慢

1. **对称性多发性周围神经病变**　早期周围神经病变临床表现轻微，以肢端乏力、麻木感为主要症状，多见于新发现的病人。病程较长者以双下肢麻木、发凉、烧灼感或刺痛为多见，多发生于中老年人。首先侵犯的多为深感觉，如震颤觉，以后为浅感觉受损，如袜套样触觉、痛觉、温度觉障碍。这种神经损伤可以因进展缓慢而不自觉，例如手持高温物体致烧伤，但不觉灼热和疼痛；鞋过小或有异物，引起足部慢性糜烂而无自觉的痛苦。

2. **后根神经受损**　经常累及后索，又称糖尿病性假性脊髓结核。特点为深感觉受损，震颤觉和位置觉障碍，有踩棉花样感觉，感觉性共济失调，夜间行路困难，Romberg征阳性。踝关节变形。

3. **运动神经损伤较轻**　由于失去神经支配引起的肌肉变形称为糖尿病性肌病，或称糖尿病性肌萎缩症。仅由于葡萄糖代谢障碍，能量供应异常而出现的肌肉病变不能称为"糖尿病性肌病"。由于血管性缺血性神经病变所致的肌肉疼痛、进行性无力，多发生于大腿肌群，尤其是股四头肌，可以单侧，也可以双侧。起病急，伴有肌肉萎缩，腱反射减弱或消失。预后较好，在糖尿病得到良

好控制后，3～6个月内可自行缓解，少数病人起病缓慢，缓解也较慢，可能发生1～2年后才能缓解。

（四）鉴别诊断

1. 与其他原因引起的多发性神经炎鉴别　首先必须明确病人患有糖尿病，无糖尿病病史者不能除外，多次测定空腹血糖及糖耐量试验有助于诊断。

（1）中毒性末梢神经炎：常有药物中毒或农药接触史，疼痛症状较突出。

（2）感染性多发性神经根神经炎：常急性或亚急性起病，发病前多有呼吸道或肠道感染史，表现为四肢对称性弛缓性瘫痪，运动障碍重，感染障碍轻，1～2周后有明显的肌萎缩。脑脊液蛋白定量增高，细胞数正常或增高。

（3）结节性多动脉炎：病变累及四肢，肢端疼痛，伴其他器官损害症状，常见为发热、皮疹、肌肉和关节疼痛、肾小球肾炎等，皮肤和肌肉活检可明确诊断。

（4）脊髓空洞症：发病缓慢，有分离性感觉障碍，表现为手部的萎缩麻痹与营养障碍，以及下肢的锥体束征。

（5）糖尿病性肌萎缩：应与腰骶管狭窄症、压迫性多神经根神经病、肿瘤、进行性肌萎缩症等鉴别。

（6）痛性糖尿病性胸腹神经病：应与急腹症、脊髓病变或带状疱疹鉴别。

2. 与其他原因引起的自主功能障碍相鉴别

（1）神经官能症：常因精神因素而发病，临床症状多变，神经系统检查多无阳性发现。

（2）心脏或肠道器质性病变伴发的自主神经功能紊乱：常有相应脏器病变的症状和体征，实验室检查常有相关的阳性发现。

（3）体位性低血压：应与低血糖症、充血性心力衰竭或肾病综合征的病人鉴别。

（4）糖尿病性阳痿：要与非神经源性因素，如心理性、先天缺陷、系统疾病、脊髓病变、药物（酒精、雌二醇、吩噻嗪类、降压药）等予以鉴别。

3. 与脑神经病变的鉴别

（1）眼肌麻痹病。①主要应与后交通动脉瘤鉴别。后交通动脉瘤引起的动眼神经麻痹常有错位、再生现象和瞳孔散大，对光反应和调节反应消失。②与脑干、垂体及鼻咽管肿瘤，重症肌无力及外伤等原因所致动眼神经麻痹相鉴别。虽然颅内动脉瘤、脑肿瘤等给予颈内动脉造影检查有较大诊断价值，然而对糖尿病患者有一定危险性。头颅 CT 扫描对诊断有一定价值。

（2）糖尿病合并神经性聋需与下列疾病鉴别。

①老年性聋：听觉器官老化，出现感音神经性聋，称老年性聋。常发生于 60 岁左右，听力减退先自高频开始，逐渐向低频扩展，涉及主要语言频率时才出现听说不便。约 60%伴有耳鸣，少数可有眩晕。常有重振现象，表现为"低声听不到，高声嫌人吵"。纯音听力检查双耳高频骨、气导下降。糖尿病聋者也多见于老年人，症状及听力检查很难与老年性聋区分。糖尿病聋患者耳聋程度比相应年龄老年性聋程度重，并发聋的发病率高，糖尿病老年患者可能导致老年性聋提前并加重。

②耳中毒性聋：耳中毒性聋是指使用某些药物或接触某些化学制剂造成内耳功能损害或细胞损伤引起感音神经性聋。最常见耳毒性药物为氨基苷类抗生素（链霉素、双氢链霉素、卡那霉素、庆大霉素）、水杨酸类、利尿酸、奎宁、顺铂等。接触试剂有砷、苯胺染料、铅、汞、一氧化碳等。临床以链霉素、庆大霉素中毒最多见。其病变主要为前庭损害，继之耳蜗。主要症状有头晕、眩晕、耳鸣、平衡失调、双耳聋。听力检查以高频听力损害为主的感音神经性聋。前庭功能检查提示功能减退或丧失。眩晕可持续数周至数月，待中枢神经系统已有补偿作用，或损害部分恢复，症状可逐渐缓解或消除，耳聋、耳鸣则难以恢复。仔细询问病史，结合药物中毒和临床表现，不难与糖尿病聋鉴别。

③噪声性聋：长期暴露于噪声环境中可以造成耳蜗慢性损伤，听力减退。主要症状为耳鸣、耳聋、头痛、头晕。早期表现为听力图 4000Hz 处呈 V 形下降。随着病程进展，6000 ～ 8000Hz 听力也下降，甚至低频部分也出现不同程度障碍。仔细询问其工作

环境及噪声接触史、听力检查、听力图检查有助于鉴别诊断。

（3）面神经麻痹鉴别。①格林 - 巴利综合征：可有周围性面瘫,但多双侧性,有对称性肢体瘫痪及脑脊液蛋白 - 细胞分离现象。②各种中耳炎、迷路炎、乳突炎等并发的耳源性面神经麻痹,以及腮腺炎或肿瘤等所致者多有原发病的特殊症状及病史。③后窝的肿瘤或脑膜炎引起的周围性面瘫,大多起病缓慢,且有其他脑神经受损或原发病的表现。

二、中医辨证分型

糖尿病周围神经病变相当中医的"痹证""痛证""痿证"范围。

1. 气虚血痹证　　肢体麻木不仁,肢凉刺痛,以下肢为著,入夜疼痛加剧,得温痛减,遇寒加重,面色㿠白,自汗气短,神疲倦怠。舌淡苔白,脉虚细无力。

2. 寒湿阻滞证　　患肢发凉,触之皮温降低,畏凉喜暖,皮肤苍白,遇冷则痛,得热则舒,午后患肢肿胀,且有沉重感,呈袜套样分布,趺阳脉搏动微弱,趾间及足底部溃烂流脓血,或见周围有小水疱,可见间歇性跛行,口渴欲热饮,小溲清长量多,体倦乏力消瘦。舌淡,苔白腻,脉沉细而迟。

3. 肝肾两虚证　　手足麻木,伴四肢挛急、疼痛,部分患者疼痛颇剧,状如针刺。伴头晕目眩,腰酸耳鸣,五心烦热。舌红少苔,脉弦细或细数。

4. 脾虚痰阻证　　胸闷纳呆,肢体重着,麻木不仁,或如蚁行,乏力倦怠,兼头晕目眩,头重如裹,胸胁作痛,腹胀便溏。舌质淡,舌体胖,苔白腻,脉濡滑。

5. 瘀阻脉络证　　周身关节疼痛较剧,痛如针刺感,痛有定处,肿胀拒按,面色黧暗,肌肤干燥,渴不欲饮。舌暗有瘀斑,脉细涩不利。

三、中西医治疗

糖尿病周围神经病变的治疗效果尚无统一的评价标准,中西医治疗方法各有所长,常用治疗方案如下。

（一）中医辨证治疗

1. 气虚血痹

治法：益气养血，温经通络。

方药：黄芪桂枝五物汤加减。生黄芪 18g，桂枝 4g，赤白芍各 12g，当归 12g，丹参 15g，甘草 6g，大枣 7 枚，生姜 3 片。

气虚较重加党参、白术；血虚明显加熟地黄、阿胶；气虚卫表不固，自汗出者重用黄芪、桂枝、白芍，加重益气固表，调和营卫之功；疼痛较剧者加片姜黄；腰膝酸痛者，加牛膝、川续断、杜仲以益肾健腰；因气候变更而疼痛加剧者加防风、羌活、独活以祛风行痹通络；偏于上肢加桑枝、威灵仙；偏于下肢加木瓜、牛膝、地龙；兼瘀血加鸡血藤、红花、桃仁。

2. 寒湿阻滞

治法：温经通络，散寒除湿。

方药：独活寄生汤合六味地黄丸加减。川乌 15g，桂枝 15g，独活 15g，桑寄生 30g，当归 10g，赤芍 10g，红花 10g，牛膝 30g，川续断 15g，生地黄 15g，熟地黄 15g，山茱萸 10g，山药 15g，茯苓 10g，泽泻 10g。

肝肾阴虚症状明显者，加鹿角霜、仙灵脾、菟丝子；痛甚者，加乌梢蛇粉吞服，或加延胡索、乳香、没药；溃烂严重者，加黄芪、汉防己、赤小豆；风寒束表者，加防风、荆芥、豆豉。

3. 肝肾两虚

治法：补肝益肾，缓急止痛。

方药：虎潜丸合芍药甘草场加减。熟地黄 12g，龟甲 15g，黄柏 10g，知母 8g，牛膝 12g，当归 12g，白芍 15g，甘草 6g，枸杞 10g。

筋脉拘急作痛剧烈加丹参、木瓜。头晕目眩加天麻、钩藤、夏枯草以平肝息风。腰酸膝软目涩加女贞子、墨旱莲。偏于肾阴虚者加女贞子、山茱萸、生地黄以补益肾阴。肾阴虚，相火旺，伴有遗精早泄者去肉桂，加黄柏、牡丹皮、金樱子以清泄相火，固涩收敛。偏于肝阴虚者重用白芍、枸杞子、生地黄以养肝柔肝。肌肉疼痛重者加地龙、桑枝、鸡血藤、丹参以养血舒筋通络。

4. *脾虚痰阻*

治法：益气健脾，化痰通痹。

方药：指迷茯苓丸合补中益气丸加减。茯苓 30g，半夏 10g，枳实 6g，陈皮 10g，党参 12g，白术 10g，大腹子皮各 10g，当归 12g。

湿痰盛，呕吐恶心加川厚朴、苍术、砂仁；肢体麻木如有蚁行较重加独活、防风、僵蚕；畏寒肢冷加桂枝、白芍以温阳通络和营；关节肿痛剧者加用甘遂以祛痰逐饮，消肿散结；痰浊流窜，痛麻部位不定者为风痰，加用白附子、制天南星、皂角以祛风涤痰。

5. *瘀阻脉络*

治法：活血化瘀，通痹止痛。

方药：桃红四物汤加减。当归 10g，赤芍 10g，白芍 10g，川芎 10g，红花 10g，桃仁 10g，丹参 15g，乳香 6g，没药 6g，地龙 12g，牛膝 12g，生地黄 15g。

瘀血凝滞较重者加用全蝎、穿山甲（代）等虫类药以搜剔祛风，通络止痛；瘀滞日久，瘀血不去，新血不生，气血不足，酌加桂枝、黄芪以益气助阳，通达血脉。

（二）西医治疗

1. *基础治疗*　　糖尿病神经病变的治疗首先是积极控制血糖，在饮食、运动等疗法的基础上，酌情合理选用降糖药，纠正体内糖、脂肪、蛋白质代谢紊乱，使血糖控制在正常或接近正常，有利于糖尿病并发症的防治。

2. *药物治疗*

（1）醛糖还原酶抑制药（ARI）。由于多元醇通路代谢增强，即葡萄糖经醛糖还原酶转化为山梨醇和果糖过多是糖尿病性神经病变的重要原因之一。多年来使用 ARI 治疗糖尿病性神经病变一直是研究的热点。ARI 包括有羧酸类（新的醛糖还原酶抑制药 ONO-2235、托瑞司他等）、螺海类（索比尼尔等）及抗变态反应药物，如色甘酸钠结构类似剂等。在糖尿病动物实验及临床治疗报道结果不一致。如对链脲霉素制作的糖尿病大鼠喂服索比尼尔后，有的文献报道神经内山梨醇含量减少，NCV 改善。目前制剂已在少数欧洲国家上市。

用法：托瑞司他（tolrestat），每日 200mg，早餐前服用，一般 4 ～ 8 周后有效。

不良反应：头痛、腹痛、腹泻等，少数可致转氨酶增高。

（2）肌醇（环己六醇）。糖尿病性神经病变的多醇通路学说认为在山梨醇和果糖增多的同时，神经细胞内肌醇减少。根据这一理论，有人试用肌醇治疗糖尿病性神经病变，可使神经症状和感觉神经传导速度好转，但是，运动神经传导速度及振动觉阈值无改善。其疗效各家报道不一，需进一步研究证实。

用法：每日 2g，口服，3 个月为 1 个疗程。

（3）神经生长因子（NGF）。在减少糖尿病神经病变的发生中起一定作用。对改善神经症状，缓解肢体疼痛有一定疗效。

用法：100μg 用氯化钠注射液或注射用水 1 ～ 2ml 稀释后肌内注射，每日 1 次，20 日为 1 个疗程。

（4）神经节苷脂（GA）

商品名康络素（cronassial），能改善轴索形态，提高 Na^+-K^+-ATP 酶的活性，改善神经功能。

用法：每次 20 ～ 40mg，每天 1 次，连用 16 周。

（5）甲基维生素 B_{12}。用各种维生素，尤其是 B 族维生素（维生素 B_1、维生素 B_2、维生素 B_6、维生素 B_{12} 等）治疗糖尿病性神经病变已应用多年，但实际疗效甚微。近年对维生素 B_{12} 的代谢物甲基维生素 B_{12} 的研究却取得了可喜的进展。甲基维生素 B_{12} 商品名为弥可保（钴宾酰胺，又名甲钴胺，CH3-B12）是一种辅酶型维生素 B_{12}，可增强神经细胞内核酸和蛋白质合成，促进髓鞘的主要成分卵磷脂合成，对受损神经组织有修复作用。对糖尿病神经病变症状有显著改善作用，在改善肢体麻木与自发疼痛方面尤为突出。

用法：有针剂和片剂两种剂型。片剂：500μg/ 次，每日 2 ～ 3次，口服。注射液 500μg/ 次，每周 3 次。

不良反应：过敏，皮疹，偶有头痛、出汗、发热等症状。

（6）前列腺素（PG）。近年来文献中有不少应用 PG 治疗糖尿病性神经病变的报道。前列腺素 PGE_1 可扩张血管，增加神经内膜中血流，抑制血小板聚集，拮抗凝血机制紊乱。

用法：$20 \sim 80\mu g$ 加入 500ml 氯化钠注射液中静脉滴注，每日 1 次，连用 4 周。

(7) 蝮蛇抗栓酶。为蝮蛇毒腺中提取的一种蛋白质，有解聚、抗凝，降低血液黏稠度、改善微循环的功能，还含有氨基酸组成的多肽物质——神经生长因子，可营养神经和促进神经细胞生长，并能调节代谢，传递信号，增强神经传导功能。

(8) γ- 亚油酸（月见草油）。可预防及逆转糖尿病神经病变，改善运动神经传导速度、感觉神经动作电位和肌腱反射。

用法：每天 6g，共 1 年。

(9) 山莨菪碱（anisodamine）。山莨菪碱为茄科植物唐古特莨菪中分离出的一种生物碱，化学结构与阿托品相似。654-2 为其人工合成品。山莨菪碱是胆碱受体阻滞药，具有解除血管平滑肌痉挛、改善微循环的作用。

用法：注射剂 10mg/ml，$10 \sim 20mg$ 加入氯化钠液 250ml 静脉滴注，一日一次。还可肌内注射或局部封闭。片剂 10mg/ 片，10mg/ 次，一日三次内服。

不良反应：本品有短暂的不良反应，如口干、散瞳、视物模糊、心率增快以及排尿困难等，多数患者上述症状 40min 消失。无蓄积作用。

(10) 其他治疗

①抗糖化剂：由于糖化蛋白的形成在糖尿病性神经病变的发病中占有重要地位，文献中有一些应用抗糖化剂的报道，最常用的是氨基胍（aminoguanidine）。氨基胍通过与蛋白糖化反应早期的 Amdori 产物作用，使后者转化为低活性的初级糖化蛋白产物，阻止其进一步向糖化终末产物（AGEs）转化，从而抑制 AGEs 的影响。临床应用疗效并不肯定，尚待进一步观察。其他抗糖化剂尚有醋柳酸、黄芩苷等。

②乙酰 -L- 肉碱：乙酰 -L- 肉碱通过竞争作用，阻断长链脂酰肉碱对 PKC 的激活和对 Na^+-K^+-ATP 酶的抑制。此外，它还能

影响神经内部物质的含量。曾有报道链脲霉素所致糖尿病大鼠应用乙酰 -L- 肉碱后 NCV 恢复正常，但临床应用报道甚少。

③抗自由基制剂：近年来，根据糖尿病性神经病变的自由基损伤学说，抗自由基制剂的应用颇受重视。氧自由基清除剂主要有超氧化物歧化酶（SOD），它可使 O_2^- 与 H^+ 经歧化反应结合成水，从而消除 O_2^- 的不良影响。由于 SOD 不易从生物体内提取，目前尚难推广使用。脂质自由基清除剂如维生素 E 具有抗脂质氧化及还原糖化蛋白的作用，有助于神经病变的恢复。维生素 C 能促进维生素 E 的活性，可辅助使用。丙丁酚（probucol）具有高度亲脂性，能抑制 LDL 的过氧化，可酌情使用。含硒化合物如亚硒酸钠也有降低脂质过氧化的作用。

④磷酸二酯酶抑制药：cilostazol 能增加神经内膜的血流，增加神经细胞内 Na^+-K^+-ATP 酶的活性，在糖尿病鼠上已证明能改善神经传导速度。钙离子拮抗药尼莫地平也能改善神经组织的血流，提高神经传导速度。日本应用中草药 goshajinkigan 后，据称能使肢体振动觉好转。其他还有应用泼尼松、环磷酰胺、硫唑嘌呤、饱和脂肪酸、免疫球蛋白、血浆置换及 α 肾上腺素拮抗药等治疗糖尿病性神经病变的报道，疗效均不能肯定，有待观察。近来有报道用银杏黄酮苷（商品名金纳多）治疗后，疼痛等症状及神经传导速度等指标有改善。

（11）疼痛的处理

①阿米替林：为三环类抗抑郁药。其作用是阻断去甲肾上腺素或 5- 羟色胺重摄取，从而延长它们对传导疼痛的脊髓神经元的抑制作用。

用法：25 ～ 150mg，每晚 1 次。

注意：本类药有降低血压、加重尿潴留作用，有自主神经病变者应慎用。

②辣椒辣素（即反 - 甲基 -N- 香草 -6- 烯胺）：为一种生物碱，短期内使用引起局部烧灼感和热感，减弱神经性的发光反应，导致对有害的温度、化学和物理刺激脱敏感，以缓解疼痛。

用法：0.075% 的辣椒辣素乳剂局部摩擦。

③卡马西平：为抗惊厥药，能稳定细胞膜，减少再生神经末梢的自发放电。

用法：片剂：0.1～0.2g，每日 2～3 次。

注意：苯妥英钠亦为抗惊厥药，但其可抑制胰岛素的分泌。

第四节　糖尿病相关周围神经病变病例介绍

病例 1　患者赵 **，男，68 岁

主诉：行走不稳伴双足趾麻木半年。

病史：患者长期糖尿病病史，血糖控制欠佳，半年前无明显诱因下出现行走不稳，呈阵发性加重，经休息稍能缓解，伴双足趾麻木，无头晕、复视，无言语謇涩，无肢体乏力、震颤，无开步困难，无腰腿疼痛，无胸闷心慌。于今年 × 月至我院我科住院治疗，期间查肌电图示"多发性周围神经损害，运动和感觉神经轻度髓鞘损害伴轴索改变"，予营养神经、抗氧化、改善微循环治疗后症情较前好转。出院后长期我科门诊随访，口服中药治疗，症情时有反复，现为求进一步治疗收入病房。

查体：神清，言语清晰，查体合作。双瞳孔等大等圆，直径0.25cm，对光反射存在，动眼无异常，眼震（-），双侧额纹对称，右侧鼻唇沟浅，伸舌右偏，咽反射（++），四肢肌力肌张力均正常。共济检查：双侧指鼻试验、跟膝胫试验均稳准，轮替试验正常。闭目难立征（-），直线行走不能。双足趾针刺觉减退，四肢腱反射（±），双侧双划征、巴宾斯基征（-）。舌红，苔白，脉细。

中医诊断：痿病，肝肾亏虚证。

西医诊断：糖尿病周围神经病变。

中医诊断依据：四诊合参，患者病属中医学"痿病肝肾亏虚证"。《临证指南医案·痿》邹滋九按：经云肺热叶焦，则生痿躄，又云治痿独取阳明，以及脉痿、筋痿、肉痿、骨痿之论，内经于痿证一门，可谓详审精密矣。奈后贤不解病情，以诸痿一症，或附录于虚劳，或散见于风湿，大失经旨，赖丹溪先生特表而出之，

惜乎其言之未备也。夫痿证之旨，不外乎肝肾肺胃四经之病。患者久劳出现肢体软弱无力。中气受损导致脾胃受纳运行功能失常，气血生化之源不足，无以濡养五脏，运行气血以致筋脉失养。舌脉为之佐证。

诊疗方案：

中医治法：补肝益肾，缓急止痛。

方药：虎潜丸合芍药甘草汤加减。熟地黄 12g，龟甲 15g，黄柏 10g，知母 8g，牛膝 12g，当归 12g，白芍 15g，甘草 6g，枸杞 10g，补骨脂 15g，仙灵脾 15g。日一剂，水煎 300ml，分早晚两顿餐后温服。

方中仙灵脾、补骨脂补肾填精；黄柏、知母、熟地黄、龟甲滋阴降火，补阴配阳；当归、白芍养血柔肝。若食欲欠佳，口燥咽干较甚者，证属肺胃阴伤，宜用益胃汤加薏苡仁、谷芽、石斛。

西医治疗予营养神经（腺苷钴胺），保护周围神经（依帕司他、羟苯磺酸钙），抗氧化（硫辛酸）。

预后：痿证的病变涉及多脏腑，为一种慢性顽病，各证型之间可相互关联，相互转化。本病初起多由感受温热或湿热之邪，肺热津伤，日久不愈而致肺胃阴虚，延久可导致肝肾亏损。湿热浸润日久不除，可损伤脾胃，而致脾胃虚弱。阳明湿热下注伤及肝肾，肝肾阴亏，亦可阴损及阳，出现阴阳俱虚之证。久病入络，可导致痿证的迁延或加重。

病例 2 患者吴 *，男，59 岁。

主诉：四肢乏力 3 年余加重 2 日。

病史：患者 3 年余前无明显诱因下出现双下肢乏力，未予重视，后症状逐渐加重，出现行走乏力，起步、止步困难，有间歇性跛行，步行时间 10min 左右，同时出现双上肢现提拿重物困难，时有四肢麻木，此次发病以来，患者时有头晕，无恶寒发热，无肢体震颤，无视物旋转，无汗出肢冷，无腰酸腰痛等。2 天前晚患者起夜时自觉双下肢乏力明显，后跌坐于地，无意识丧失，30min 后症状缓解。患者现为求进一步诊治，门诊拟"四肢乏力待查，糖尿病性周围神经病"收治入院。

查体：神清，言语清晰，查体合作。双瞳孔等大等圆，直径0.25cm，对光反射存在，动眼无异常，眼震（－），双侧额纹对称，咽反射(++)，四肢肌张力正常。双上肢肌力 4 级，双下肢肌力 3 －级。共济检查：双侧指鼻试验、跟膝胫试验均欠稳准，轮替试验动作缓慢。双足趾针刺觉减退，四肢腱反射（±），双侧双划征、巴宾斯基征（－）。颈软，克尼格征、布鲁金斯基征（－）。舌红，苔白腻，脉弦滑。

中医诊断：痿病，脾虚痰阻证。

西医诊断：糖尿病周围神经病变。

诊疗方案：

中医治法：益气健脾，化痰通痹。

方药：指迷茯苓丸合补中益气丸加减。

茯苓 30g，半夏 10g，枳实 6g，陈皮 10g，党参 12g，白术10g，大腹子皮各 10g，当归 12g，黄芪 30g，丹参 15g，山药15g。日一剂，水煎 300ml，分早晚两顿餐后温服。

西医基础治疗：测血糖，健康宣教，防止低血糖反应。

预后：引起本病的病因以内伤为主，平时要调情志，节饮食，起居有常。季节交替，气候变化时注意防潮保温，并要合理锻炼身体，增强抗病能力，避免感受温热毒邪。若已感邪应及时医治，防止传变。痿证患者常因肌肉无力而不能自由活动，为防止肌肉萎缩，促进局部血液循环应鼓励患者采取适当的锻炼方法，对于重症不能自主活动者应予被动活动及按摩，注意对患肢保温，严冬预防冻伤。长期卧床患者要勤翻身，防止压疮的发生。若有吞咽困难应常翻身拍背，鼓励患者排痰。饮食要清淡，忌辛辣刺激油腻食品，同时可予针灸、推拿、康复治疗。

治疗进展：糖尿病周围神经病变是糖尿病最常见并发症之一，其发生率可高达 25% ～ 90%，神经病变可累及感觉神经、运动神经及自主神经，产生疼痛、麻木、运动障碍及自主神经功能障碍。临床上对此尚缺乏特异性治疗方法。近年来，随着糖尿病及其并发症基础研究的进展，如神经血流量测定、神经病变超微结构和酶动力学，同时为针对性药物治疗措施提供了理论基础。治疗方面，抗氧化应激、改善微循环、改善代谢紊乱药物如硫辛酸、前列地尔、依帕司他等药物已在临床上广泛使用，具有良好效果。中医药采用温经通络、通经止痛、活血化瘀等药物内服＋外洗的综合疗法，对改善患者手足麻木等症状，也具有良好疗效。避风寒，慎起居，调饮食，畅情志。

病例 3 东 **，男，78 岁，已婚，退休。（门诊病例）

主诉：四肢麻木 2 个月。

病史：患者两个月前出现四肢末端麻木，活动后能减轻，无乏力，无其他不适，对疼痛不敏感，不影响活动，自服营养神经药物治疗，疗效不显，今日转求中医治疗。刻下：四肢末端麻木，对痛觉不敏感，无其他不适，舌质淡暗，苔薄腻，脉沉弦。查颈椎 CT：颈 $_{6-7}$ 椎间盘轻度突出，无椎管狭窄，肌电图：感觉神经传导速度减慢。有糖尿病病史。

中医诊断：麻木（络脉不通）。

西医诊断：糖尿病周围神经病变。

治法：益气活血通络。选用自拟方治疗。

炙黄芪 30g，白芍 30g，炙甘草 6g，徐长卿 15g，葛根 30g，鸡血藤 30g，桂枝 12g，当归 15g，陈皮 9g， 木香 9g，丹参 15g，山药 15g，玉米须 30g。

10 剂，水煎服，2/ 日。

二诊：服前方 10 剂后，患者自诉麻木减轻，无其他不适，舌脉同前，效不更方，前方再进 14 剂而愈。

本病例为糖尿病周围神经病变，表现为麻木，无其他不适，辨证较困难，以络病入手进行辨证治疗，收到满意疗效。络脉不通，神经失养而发麻木，故本方以益气活血通络为法，络通，气血畅，麻木乃去。在临床治疗麻木时，可以从络病入手，往往能收到奇效。

病例 4 吴 **，男，70 岁。（门诊病例）

主诉：下肢麻木冷痛 1 周。

病史：糖尿病十年，目前西药控制血糖。左上肢酸楚，目糊口干，夜尿 4～5 次，大便基本正常。苔薄舌嫩红，脉细数。

中医诊断：痹症（气虚血瘀）。

治拟：益气活血，滋阴培阴，运脾通络。

生黄芪 30g，丹参皮各 30g，苍莪术各 12g，水蛭 12g，忍冬藤 15g，广地龙 20g，制僵蚕 20g，虎杖 30g，炙鳖甲 12g，知黄柏各 12g，天麦冬各 15g，川黄连 9g，生熟地黄各 20g，当归 12g，山茱萸 12g，鹿角片 6g，川桂枝 6g，赤白芍各 15g，川怀牛膝各 30g。

7 剂，水煎服，2/ 日。

10 月 25 日复诊

自觉胃部嘈杂，目糊欠清，下肢麻木疼痛，夜尿频多，再宗前法。

生黄芪 30g，丹参皮各 30g，生熟地黄各 20g，枸杞子 12g，决明子 15g，地鳖虫 12g，广地龙 30g，肥玉竹 15g，天麦冬各 15g，知黄柏各 15g，川怀牛膝各 30g，水蛭 12g，制僵蚕 30g。

14 剂，水煎服，2/ 日。

11 月 22 日三诊

嘈杂已瘥，下肢麻木已减，血糖正常，尿酸 487μmol/L。三酰甘油 2.92mmol/L。目糊不清，夜尿 3 次。苔薄舌嫩，脉细软。再宗前法。

生黄芪 30g，丹参皮各 30g，生熟地黄各 20g，枸杞子 12g，清风藤 15g，决明子 15g，莱菔子 15g，淮山药 30g，山茱萸 15g，红花 9g，炙甲片 15g，广地龙 30g，苍莪术各 12g，乌梢蛇 12g，络石藤 30g，肥玉竹 15g，虎杖 30g，川怀牛膝各 30g，知黄柏各 12g，姜半夏 20g。

14 剂，水煎服，2/ 日。

12 月 6 日四诊

足大趾疼痛，下肢酸麻。苔薄舌嫩红，脉细滑。再宗前法。

生黄芪 30g，丹参皮各 30g，生熟地黄各 20g，山茱萸 15g，苍莪术各 12g，乌梢蛇 12g，炙甲片 15g，广地龙 30g，虎杖 30g，络石藤 30g，忍冬藤 15g，知黄柏各 12g，川怀牛膝各 30g，赤白芍各 15g，益志仁 15g，煅龙牡各 30g，五味子 9g，生甘草 9g。

14 剂，水煎服，2/ 日。

1 月 31 日五诊

足大趾麻木见好转，目眩耳鸣，足底发冷，二便自调。苔薄舌嫩，脉细软。治以益气补肾，温阳通络。

生黄芪 30g，丹参皮各 30g，枸杞子 12g，生熟地黄各 15g，地鳖虫 12g，党参 12g，淮山药 15g，山茱萸 12g，虎杖 15g，天麦冬各 15g，乌梢蛇 12g，红花 9g，川桂枝 6g，赤白芍各 12g，忍冬藤 30g，泽兰泻各 15g，川怀牛膝各 30g，仙茅灵脾各 15g。

14 剂，水煎服，2/ 日。

本病例糖尿病周围神经病变病程较长，气虚血瘀贯穿始终，临床应根据症状变化给予活血化瘀、益气通络的同时给予加减变化，虽一药之变，亦是精华，需多加揣摩参透。

病例 5　何 **，男，50 岁。

病史：糖尿病周围神经病变，今年 7 月因脑出血行颅内手术后，左侧肢体偏废，左上肢仅能平举，手指肿胀，下肢行走勉强。左侧颜面麻木偏废、鼻唇沟浅，语言尚可，头晕、头胀，夜寐欠安，血压波动，大便通顺次多。苔薄舌红中裂，脉细滑。治拟滋阴息风，化痰祛瘀通络。

生鳖甲 12g，丹参皮各 30g，水蛭 12g，三七粉（吞）2g，全蝎粉（吞）2g，蜈蚣 3 条，白芥子 15g，川芎 12g，制僵蚕 30g，广地龙 30g，赤白芍各 12g，络石藤 30g，天麦冬各 15g，川黄连 6g，王不留行子 12g，槐米 20g，川牛膝 30g，生黄芪 15g，桑枝寄生各 24g，地鳖虫 15g，片姜黄 7g。

7 剂，水煎服，2/ 日。

11 月 24 日二诊

左侧上肢平举，下肢拖地，颜面麻木，夜寐渐安，新发眩晕、健忘。苔薄腻，舌嫩，脉细滑。

生鳖甲 12g，白附子 6g，丹参皮各 15g，水蛭 12g，三七粉（吞）

2g，全蝎粉（吞）2g，生黄芪 30g，川芎 12g，制天南星 12g，桃杏仁各 12g，王不留行子 15g，白芥子 15g，广地龙 30g，赤白芍各 12g，蜈蚣 2 条，天麦冬各 15g，北沙参 12g，络石藤 30g，蚕沙 30g，川黄连 9g，红花 9g，川牛膝 30g。

14 剂，水煎服，2/ 日。

12 月 9 日复诊

左上肢平举及背，下肢已能独立行走，语言思维基本正常，面部麻木已减。苔薄舌嫩，脉细滑。

生鳖甲 15g，白附子 6g，制僵蚕 30g，全蝎粉（吞）2g，三七粉（吞）2g，生黄芪 30g，丹参皮各 30g，葛根 15g，川芎 12g，水蛭 12g，白芥子 15g，王不留行子 15g，威灵仙 15g，络石藤 30g，制南星 15g，广地龙 30g，赤白芍各 30g，川牛膝 30g，天麦冬各 12g，川黄连 9g，红花 9g。

14 剂，水煎服，2/ 日。

1 月 6 日复诊

嗜睡少气，左侧肢体冷肿，肩痛未除，左上肢抬举及头，行走欠稳。苔薄舌嫩，脉沉细。

白附子 6g，制僵蚕 30g，川芎 12g，葛根 15g，川桂枝 6g，赤白芍各 12g，水蛭 12g，当归 12g，生黄芪 30g，丹参皮各 20g，片姜黄 12g，威灵仙 12g，红花 9g，三七粉（吞）2g，广地龙 30g，蜈蚣 2 条，白芥子 15g，鸡血藤 15g，川断仲各 15g，川怀牛膝各 15g。

14 剂，水煎服，2/ 日。

2 月 3 日复诊

倦怠少气，肢软乏力，左侧肢体冷肿，左手抬举及头，大便偏软。苔薄腻，舌嫩中裂质胖，脉细软，寸尺不及。治拟益气活血，祛瘀益肾。

生黄芪 30g，丹参皮各 20g，川芎 12g，葛根 20g，水蛭 12g，当归 12g，赤白芍各 30g，川桂枝 6g，白芥子 15g，片姜黄 12g，威灵仙 12g，广地龙 30g，红花 9g，制僵蚕 30g，鸡血藤 15g，络石藤 15g，姜半夏 30g，桑枝寄生各 24g，生地黄 12g，三七粉（吞）

2g，全蝎粉（吞）2g。

14 剂，水煎服，2/ 日。

病例 6　朱 **，女，62 岁。

初诊：糖尿病病史多年，房颤两年余，反复发作。主诉胸闷，心悸，倦怠乏力，夜不安寐，怵惕惊恐，二便自调。苔黄腻，舌尖紫暗，脉细数。治拟守心神，益心肾。

炙甘草 9g，川桂枝 9g，天麦冬各 15g，川黄连 9g，大生地黄 20g，紫贝齿 30g，丹参皮各 15g，柏枣仁各 15g，茯苓 15g，炙远志 12g，青龙齿 30g，太子参 15g，制川芎 9g，淮小麦 30g，瓜蒌皮 30g，广郁金 15g，当归 12g，合欢皮 30g，柴胡 9g，黄芩 20g。

7 剂，水煎服，2/ 日。

11 月 3 日复诊

心悸胸闷，怵惕惊恐，夜寐多梦，口干便溏，房颤仍有小发一次。苔薄舌紫中裂，脉细软。

炙甘草 12g，太子参 15g，大生地黄 12g，天麦冬各 9g，川黄连 9g，川桂枝 9g，柴胡 12g，枳壳 12g，广郁金 15g，瓜蒌皮 30g，紫丹参 30g，黄芩 12g，龙齿 30g，炙远志 9g，茯苓 15g，淮小麦 30g，合欢皮 30g，白术芍各 12g。

14 剂，水煎服，2/ 日。

11 月 17 日复诊

头晕神疲减轻，心悸发作有紧缩感，夜寐梦多。苔薄腻舌紫，脉细软数。治拟益气活血，宽胸通络。

炙甘草 12g，白僵蚕 12g，熟附子 6g，川桂枝 9g，天麦冬各 12g，紫丹参 30g，大生地黄 15g，瓜蒌皮 30g，广郁金 15g，炒枳壳 15g，柴胡 12g，龙牡蛎各 30g，茯苓神各 15g，菖蒲 3g，炙远志 9g，川黄连 9g，淮小麦 30g，白术芍各 12g。

14 剂，水煎服，2/ 日。

12 月 1 日复诊

昨夜短阵房颤又发，刻症房颤已止，伴少气肢软乏力，胸闷心悸尚稳定，夜寐渐安。苔薄腻舌紫，脉沉细。

炙甘草 12g，党参 12g，熟附子 9g，川桂枝 9g，瓜蒌皮 30g，广郁金 15g，炒枳壳 15g，紫丹参 30g，茯苓神各 20g，大生地黄 30g，天麦冬各 15g，龙牡蛎各 30g，紫贝齿 30g，柴胡 12g，白术芍各 12g，淮小麦 30g，炙远志 12g，蒲黄 12g。

14 剂，水煎服，2/ 日。

12 月 22 日复诊

房颤尚且稳定，口唇焦裂，夜不安寐。苔薄腻舌紫，脉细软。

炙甘草 9g，川桂枝 9g，熟附子 9g，天麦冬各 15g，川黄连 9g，紫丹参 30g，蒲公英 15g，炙远志 12g，茯苓神各 20g，生蒲黄 12g，广郁金 15g，生地黄 15g，炒枳壳 12g，合欢皮 30g，淮小麦 30g，银翘各 9g，龙牡蛎各 30g。

14 剂，水煎服，2/ 日。

病例 7　王 **，女，61 岁。

初诊：糖尿病，冬天面浮，夏季足肿明显。既往肾盂肾炎史，心肌缺血，脑血管供血不足史。刻诊面目虚浮，大便稀溏，口干舌燥，下肢水肿，按之凹陷。苔薄舌淡胖，脉细软。治拟益气利水，健脾益肾。

生黄芪 30g，防风己各 12g，白术芍各 20g，泽兰泻各 15g，五加皮 15g，陈葫芦 30g，车前子 30g，肉桂 3g，知黄柏各 12g，熟附子 9g，川牛膝 30g，生熟地黄各 15g，淮山药 30g，山萸萸 12g，党参 12g，丹参皮各 30g，台乌药 12g，陈皮 12g。

7 剂，水煎服，2/ 日。

2 月 21 日复诊

面浮足肿未见明显减退，大便溏薄日五次伴腹痛。苔薄舌嫩，脉细软。治则如前。

生黄芪 30g，防风己各 12g，陈葫芦 30g，党参 12g，白术芍各 30g，熟附子 6g，陈皮 12g，车前子 30g，肉桂 3g，大腹皮 12g，知黄柏各 12g，丹参 30g，芡实 30g，五加皮 15g，炒枳壳 12g，甘草 6g，黄芩 15g。

7剂，水煎服，2/日。

2月28日复诊

血糖7.07mmol/L，钠148 mmol/L。水肿仍未尽消，大便日四次，腹痛稍减，口干舌燥。苔薄舌红，脉细软。

黄芪30g，党参12g，白术芍各12g，炒黄芩12g，青陈皮各12g，大腹皮12g，五加皮15g，车前子30g，防风己各12g，淮山药30g，山茱萸9g，生地黄20g，泽兰泻各12g，制香附12g，陈葫芦30g，丹参皮各12g，熟附子6g，肉桂3g，川黄连6g，知黄柏各12g，天仙藤15g。

7剂，水煎服，2/日。

3月7日复诊

面浮已瘥，足肿退面未净，尿量仍少，大便四次，腹痛已除。苔薄舌嫩，脉细软。

原方去大腹皮、天仙藤、肉桂。加：

石榴皮30g，川桂枝6g，川牛膝30g。

7剂，水煎服，2/日。

3月14日复诊

水肿较前减浅，大便仍薄，有白冻。苔薄舌嫩红，脉细软。

黄芪30g，党参12g，白术芍各15g，炒黄柏12g，石榴皮30g，防风己各12g，川桂枝6g，熟附子6g，生地黄30g，山茱萸12g，淮山药20g，车前子30g，陈葫芦30g，炮姜9g，泽兰泻各15g，焦薏苡仁30g，五加皮15g，丹参皮各20g，川黄连9g。

7剂，水煎服，2/日。

病例8　吴**，男，59岁。

初诊：糖尿病，冠心病，原发性高血压，住院后好转，无明显不适，劳累后感咽喉不适，口干欲饮，动易汗出，纳可。二便调，寐可。舌暗红，苔黄腻，脉弦滑。

党参15g，麦冬10g，五味子10g，僵蚕9g，葛根15g，太子参15g，生地黄20g，当归10g，川芎10g，牡丹皮10g，栀子

15g，茯苓 20g，胆南星 9g，炙甘草 6g，丹参 30g，桑叶 9g。

7 剂，水煎服，2/ 日。

11 月 26 日复诊

胸闷心悸，汗出短气，肢软神疲，大便自调，夜尿两次。苔薄舌腻，脉迟缓。血尿酸增多，血脂偏高。治拟调肝理气，养血，平衡阴阳。

旋覆梗 12g，当归 12g，降香片 12g，紫丹参 20g，川厚朴 9g，姜半夏 30g，茯苓神各 15g，柴胡 12g，枳壳 12g，白术芍各 12g，菖蒲 6g，广郁金 12g，红花 6g，砂仁 6g，益志仁 12g，淮小麦 30g，甘草 6g，玫瑰花 6g，茶树根 15g，紫苏子梗各 30g。

7 剂，水煎服，2/ 日。

12 月 3 日复诊

咽干气促等症减轻，肢软乏力。苔薄舌嫩，脉迟缓。再拟前法。

原方去玫瑰花、淮小麦，加天麦冬各 12g，五味子 6g，川黄连 6g。

7 剂，水煎服，2/ 日。

12 月 10 日复诊

胸闷脘痞、喉哽等症均是转轻，精神渐爽，血压仍有波动，行动后促，痰咳不多。苔薄舌嫩红，脉沉滑。治以理气宽胸，潜阳通络。

紫苏子梗各 30g，川厚朴 6g，姜半夏 30g，枳壳 12g，明天麻 12g，白术芍各 12g，旋覆梗 12g，当归 12g，紫丹参 30g，砂仁 6g，菖蒲 6g，广郁金 12g，柴胡 12g，甘草 6g，瓜蒌皮 15g，太子参 12g，五味子 9g，煅龙牡各 30g。

7 剂，水煎服，2/ 日。

12 月 17 日复诊

胸闷脘痞喘促均是好转，胸痛隐隐未除，尿酸、血脂偏高。苔薄腻，舌嫩，脉沉滑。

明天麻 12g，姜半夏 30g，白术芍各 12g，枳壳 12g，紫丹参 30g，柴胡 12g，太子参 12g，天麦冬各 12g，五味子 9g，旋覆梗 12g，当归 12g，广郁金 12g，瓜蒌皮 15g，生山楂 30g，生蒲黄

15g，茯苓神各 30g，煅龙牡各 30g，虎杖 30g，甘草 6g。

7 剂，水煎服，2/ 日。

病例 9　王 **，男，年龄不详。

初诊：糖尿病，肢体麻木，声音嘶哑 3 个月，咽干不饮，痰咳不爽，二便自调。苔薄腻，舌嫩质紫，脉细弦滑。治拟化痰活血，益气开音。

黄芪 12g，太子参 12g，川芎 12g，当归 12g，生地黄 20g，赤白芍各 12g，桃仁 9g，红花 9g，制天南星 12g，桔梗 6g，枳壳 12g，紫菀 12g，薏苡仁 15g，菖蒲 9g，远志 6g，川牛膝 15g，北沙参 12g，凤凰衣 6g，天麦冬各 12g，川黄连 3g，甘草 6g。

7 剂，水煎服，2/ 日。

3 月 30 日复诊

肢体麻木，声音嘶哑略好转，午后短气咽干喉哽。苔薄腻舌嫩，脉细滑无力。

头颅 MR：两侧舌咽神经根部小血管骑跨。

黄芪 15g，太子参 12g，北沙参 12g，当归 12g，桃仁 12g，薏苡仁 12g，红花 9g，川芎 12g，生地黄 15g，桔梗 6g，菖蒲 9g，远志 6g，枳壳 12g，赤白芍各 12g，制天南星 12g，凤凰衣 6g，象贝母 12g，天麦冬各 12g，升麻 6g，甘草 6g，川牛膝 15g，三七粉（吞）2g，川黄连 6g。

7 剂，水煎服，2/ 日。

4 月 6 日复诊

肢体麻木，声音嘶哑好转，但不胜劳累，痰色白不多。苔薄腻舌嫩红，脉细滑数。治益气养阴，化痰清上。

黄芪 30g，太子参 15g，北沙参 15g，桔梗 6g，玄参 12g，黄芩 30g，天麦冬各 12g，桃仁 12g，薏苡仁 12g，红花 9g，川芎 9g，生地黄 15g，白术芍各 12g，菖蒲 9g，制天南星 12g，丹参皮各 12g，凤凰衣 9g，玉蝴蝶 6g，芦根 30g，川牛膝 15g，瓜蒌皮 30g，枳壳 12g。

14 剂，水煎服，2/ 日。

5 月 4 日复诊

音哑反复难愈，肢体麻木，少气神疲乏力，咽部紧张感。苔薄腻，舌胖脉细滑。

黄芪 30g，太子参 30g，北沙参 12g，天麦冬各 12g，桔梗 6g，甘草 6g，桃红花各 9g，当归 12g，白芍 12g，川芎 9g，生地黄 15g，菖蒲 9g，芦根 30g，凤凰衣 6g，玉蝴蝶 6g，姜半夏 15g，象贝母 12g，川牛膝 15g，枳壳 15g，瓜蒌皮 30g，柴胡 9g，升麻 9g。

14 剂，水煎服，2/ 日。

5 月 18 日复诊

肢体麻木，声音略畅，精神渐好，痰略白黏。苔薄舌嫩红脉细滑。再拟益气阴，化痰瘀。

黄芪 30g，太子参 30g，北沙参 12g，天麦冬各 12g，当归 12g，赤白芍各 12g，生地黄 15g，玄参 12g，升麻 9g，柴胡 12g，桃红花各 9g，菖蒲 9g，凤凰衣 6g，玉蝴蝶 6g，象贝母 12g，芦根 30g，桔梗 9g，甘草 6g，川牛膝 15g，紫菀 12g，百合部各 12g。

14 剂，水煎服，2/ 日。

病例 10　虞 **，男，年龄不详。

初诊：在某医院出院后近 4 个月，糖尿病数年，肢体麻木，痰血出未尽止，咳痰不彻，黄白相间，神疲乏力肢重，无盗汗发热。胸痛不爽，大便通利，苔薄舌红，脉细滑数。建议进一步复查治疗以明确诊断。治拟润肺化痰，清热宁络。

南北沙参各 20g，天麦冬各 15g，瓜蒌皮根各 30g，枳壳 9g，炒黄芩 15g，焦栀子 12g，海蛤壳 30g，冬瓜子 30g，山海螺 30g，茜草 15g，茅芦根各 30g，生黄芪 20g，象贝母 12g，杏仁 12g，薏苡仁 12g，海浮石 30g，太子参 30g，蒲黄 15g，桂枝 6g，甘草 6g。

10 剂，水煎服，2/ 日。

6 月 15 日复诊

肢体麻木好转，咯血已减，咳痰亦少，大便质软，神疲乏力，无胸痛发热。苔薄舌嫩脉大软。治以健脾益气。

南北沙参各 15g，天麦冬各 12g，炒黄芩 15g，焦栀子 12g，生黄芪 20g，蒲黄 15g，海蛤壳 30g，紫菀 12g，百合部各 15g，功劳叶 20g，茜草 15g，藕节 30g，杏仁 12g，薏苡仁 12g，鱼腥草 30g，山海螺 30g，茅芦根各 30g，太子参 15g，白术芍各 12g，白及（吞）2g，川贝母各（吞）2g，三七粉（吞）2g。

7 剂，水煎服，2/ 日。

6 月 21 日复诊

肢体麻木好转，咯血已少，两三天来少量痰，精神尚可，肢重乏力。苔薄黄，舌红质干，脉细滑数。治拟益气养阴，化痰清热，宁络。

南北沙参各 30g，天麦冬各 15g，生黄芪 30g，太子参 15g，瓜蒌皮根各 30g，海蛤壳 30g，焦栀子 15g，三七粉（吞）2g，百合部各 15g，茜草 15g，茅芦根各 30g，蒲黄 15g，杏仁 12g，薏苡仁 12g，炒黄芩 20g。

14 剂，水煎服，2/ 日。

7 月 3 日复诊

偶有痰中带血，肢体麻木好转，咳嗽、咯血均改善，主要早、晚发生。苔薄舌嫩淡红，脉软数。治则同前。

7 剂，水煎服，2/ 日。

7 月 10 白复诊

痰血明显减少，咳痰黄白相兼，口干舌燥，少气倦怠，纳可，便调。苔薄舌干脉细滑。治拟益气养阴，润肺化痰。

南北沙参各 20g，天麦冬各 15g，太子参 30g，生黄芪 30g，瓜蒌皮根各 30g，海蛤壳 30g，三七粉（吞）2g，白及（吞）2g，川贝粉（吞）2g，百合部各 15g，茜草 15g，芦根 30g，焦栀子 12g，炒黄芩 20g，蒲黄 15g，冬瓜子 30g，杏仁 30g，薏苡仁 12g，鱼腥草 20g，开金锁 30g。

7 剂，水煎服，2/ 日。

病例 11　恽 **，女，27 岁。

初诊：1 型糖尿病，面部痤疮频发，猩红瘙痒，胀痛，腑行干结。

苔黄腻，舌红，脉细滑。治拟泻肺清热，化痰凉营。

水牛角片（先煎）30g，生地黄 20g，牡丹皮 12g，赤白芍各 15g，玄参 12g，桃红花各 9g，桑菊花各 12g，防风 12g，白芷 12g，银翘各 12g，老鹳草 15g，莪术 12g，天花粉 30g，夏枯草 12g，象贝 12g，紫花地丁 15g，生首乌 12g，黄芩 15g，川牛膝 15g，生甘草 9g，积雪草 30g。

7 剂，水煎服，2/ 日。

3 月 20 日复诊

痤疮尚无新发，月经未至，肢体麻木。苔薄舌嫩红，脉细滑。再以前法治之。

夏枯草 12g，桑菊花各 12g，白芷 12g，象贝 12g，天花粉 30g，水牛角片（先煎）30g，莪术 12g，牡丹皮 12g，生地黄 30g，玄参 12g，赤白芍各 12g，桃仁 12g，薏苡仁 12g，红花 6g，人参叶 30g，制香附 12g，生甘草 9g，制甲片 12g，延胡索 12g。

7 剂，水煎服，2/ 日。

3 月 27 日复诊

经将行，面部痤疮，新发为止，肢体麻木好转。苔薄黄腻，舌红绛，脉细滑数。再宗前法。

生地黄 15g，当归 12g，丹参皮各 12g，玄参 12g，水牛角片（先煎）30g，防风 12g，赤白芍各 12g，白芷 12g，莪术 15g，人参叶 15g，老鹳草 15g，蟾皮 12g，野菊花 30g，柴胡 12g，黄芩 15g，积雪草 30g，制香附 12g，桃仁各 12g，薏苡仁 12g，制甲片 12g，生甘草 6g，生蒲黄 15g。

7 剂，水煎服，2/ 日。

4 月 3 日复诊

月经届期未行，面部痤疮疥肿，色紫，腑行欠畅。苔薄黄舌红，脉细。治拟化瘀散结，祛风清热。

水牛角片（先煎）30g，野菊花 30g，夏枯草 15g，制甲片 12g，天花粉 30g，白芷 12g，莪术 30g，丹参皮各 12g，生首乌 12g，当归 12g，赤白芍各 15g，川芎 9g，桃仁 12g，薏苡仁 12g，红花 6g，积雪草 30g，制大黄 12g，生地黄 15g，川牛膝 15g，银翘各 12g，生甘草 9g，僵蚕 12g，象贝 12g。

10 剂，水煎服，2/ 日。

4 月 12 日复诊

面部痤疮已瘥，肢体麻木好转，月经瘀下已畅。苔薄舌嫩红，脉细数。再宗前法。

生首乌 12g，玄参 12g，牡丹皮 12g，赤白芍各 12g，生地黄 30g，当归 12g，白芷 12g，天花粉 30g，僵蚕 30g，象贝 12g，积雪草 30g，水牛角片（先煎）30g，银翘各 12g，制大黄 12g，莪术 12g，桃仁 12g，薏苡仁 12g，黄芩 15g，栀子 12g，野菊花 15g，紫花地丁 15g，生甘草 9g，川牛膝 15g。

10 剂，水煎服，2/ 日。

病例 12　施 **，女，81 岁。

初诊：糖尿病数年，气急胸闷喘促，痰咳质稠欠爽，头晕肢麻手颤，腑行欠畅，心电图示快速心房颤动，ST-T 改变。苔薄舌紫暗，脉细数结代。治拟益气强心，化瘀祛痰，理气通络。

旋覆花 12g，代赭石 30g，紫苏子 30g，葶苈子 30g，丹参皮各 30g，瓜蒌皮 15g，广郁金 15g，枳壳 12g，熟附子 9g，太子参 30g，天麦冬各 15g，五味子 9g，煅龙牡各 30g，黄芩 15g，山海螺 30g，天麻 12g，白蒺藜 30g，僵蚕 30g，地龙 30g，桃仁 12g，薏苡仁 12g，冬瓜子 30g，北细辛 6g，姜半夏 15g，降香片 12g，砂仁（后）3g，甘草 6g。

7 剂，水煎服，2/ 日。

6 月 26 日复诊

咳嗽气急喘促，痰咳白沫，咳之不爽，胁闷胁痛，手足麻木，震颤，原有肺气肿，冠心病史。

苔薄舌嫩红脉细滑结代。治拟益气活血，化痰平喘。

射干 9g，旋覆花 12g，紫苏子 30g，葶苈子 15g，紫丹参 15g，生黄芪 30g，降香片 12g，熟附子 6g，北细辛 9g，姜半夏 15g，五味子 9g，太子参 12g，白术芍各 15g，山海螺 30g，代赭石 30g，龙牡蛎各 30g，僵蚕 30g，地龙 30g，炒枳壳 30g，黄芩

12g，甘草 6g。

7 剂，水煎服，2/ 日。

7 月 3 日复诊

血常规白细胞 6.8×10⁹L，中性粒细胞 71.1%。X 线胸片示两下肺炎症，两上肺陈旧性结核。刻诉咳嗽，喘促略平，头胀鼻塞，胸闷胸痛。苔薄舌红，脉细滑。再拟原法，建议中西医结合治疗。

射干 9g，紫苏子 30g，葶苈子 15g，杏仁 12g，薏苡仁 12g，冬瓜子 30g，薄荷 6g，细辛 9g，姜半夏 30g，五味子 9g，生黄芪 30g，太子参 30g，地龙 30g，僵蚕 30g，白术芍各 15g，黄芩 15g，开金锁 30g，鱼腥草 30g，熟附子 6g，煅龙牡各 30g，瓜蒌皮 15g，广郁金 15g，枳壳 12g，丹参皮各 15g，沉香粉 2g，砂仁 6g，甘草 6g。

7 剂，水煎服，2/ 日。

7 月 10 日

喘促胸闷心悸较前减轻，痰咳白沫，肢软少气神疲乏力，纳可便调。苔薄舌嫩红，脉细滑偶见结代。再宗前法守治。

生黄芪 30g，太子参 15g，党参 15g，丹参皮各 15g，紫苏子 30g，葶苈子 15g，当归 9g，白术芍各 12g，陈皮 12g，姜半夏 30g，天麦冬各 12g，五味子 9g，北细辛 9g，僵蚕 30g，地龙 30g，沉香末 2g，砂蔻仁各 6g，茯苓 15g，熟附子 6g，煅龙牡各 30g，甘草 9g，鱼腥草 30g，开金锁 30g，代赭石 30g。

14 剂，水煎服，2/ 日。

7 月 24 日复诊

咳嗽气喘一度尚平，近 3 天仍有反复，痰略白沫，咳吐不爽，胸闷减轻，腹胀未除。苔薄舌嫩红，脉细滑。再宗原法治疗。

射干 9g，马勃 6g，北细辛 9g，姜半夏 30g，五味子 9g，紫苏子 30g，葶苈子 15g，白芥子 30g，旋覆花 12g，代赭石 30g，沉香 3g，党参 15g，生黄芪 30g，天麦冬各 12g，僵蚕 30g，广地龙 30g，开金锁 30g，山海螺 30g，杏仁 15g，薏苡仁 15g，熟附子 6g，茯苓神各 15g，煅龙牡各 30g，当归 15g。

14 剂，水煎服，2/ 日。

病例 13 秦 **，女，年龄不详。

初诊:糖尿病数年，肢体麻木数年，近诉舌体胀痛，大便欠畅，少腹作胀，月经先期，带下色黄，面红烘热。苔薄胖质红，脉细数。治拟益气养阴，清热凉血。末次月经（Lmp）4 月 30 日，5 天。

太子参 15g，北沙参 12g，知母 12g，丹参皮各 12g，生地黄 15g，玄参 12g，赤白芍各 12g，竹叶 9g，连翘 12g，天麦冬各 12g，栀子 9g，柴胡 9g，生甘草 6g，黄柏 9g，芦根 30g，焦楂曲各 15g。

5 剂，水煎服，2/ 日。

6 月 12 日复诊

低热夜伴反复，面红发热，耳热牙龈痛，大便稍干，月经量偏少。苔薄舌红，脉细数。Lmp5 月 30 日，4 天。

北沙参 12g，生地黄 12g，牡丹皮 9g，栀子 9g，当归 9g，赤白芍各 9g，太子参 12g，知母 9g，川牛膝 15g，地骨皮 12g，柴胡 12g，黄芩 12g，枳壳 12g，黄芪 9g，桃红花各 9g，山茱萸 12g，苁蓉 12g，川牛膝 15g，白薇 12g，甘草 6g，焦楂曲各 15g。

7 剂，水煎服，2/ 日。

6 月 19 日复诊

症见稳定，肢体麻木好转，低热少平，面红未退，出汗便干。苔薄舌红，脉细数。治则同前。

生地黄 15g，丹参皮各 9g，栀子 9g，赤白芍各 12g，当归 12g，北沙参 15g，天麦冬各 12g，知母 12g，石膏 15g，太子参 15g，枳壳 12g，柴胡 12g，黄芩 12g，青蒿 12g，白薇 12g，竹叶 6g，川牛膝 15g，焦楂曲各 15g，甘草 6g，芦根 30g。

7 剂，水煎服，2/ 日。

7 月 10 日复诊

左牙龈胀痛，伴乳房胀痛，腑行欠畅，苔薄舌嫩红，脉细滑。治拟清肝泄火，理气活血。Lmp6 月 26 日，5 天。

柴胡 12g，当归 12g，川芎 9g，赤白芍各 12g，丹参皮各

12g，栀子 9g，枳壳 15g，制香附 12g，八月札 15g，玫瑰花 6g，青蒿 15g，白薇 12g，黄芩 15g，川牛膝 15g，生地黄 30g，连翘 12g，玄参 12g，青黛末 6g，六一散 30g，焦楂曲各 30g。

10 剂，水煎服，2/ 日。

8 月 7 日复查

得食腹胀，夜寐欠安，月经淋漓。苔薄舌嫩红，脉细滑。治拟调和肝脾，和营宁神。Lmp 7 月 25 日，8 天。

柴胡 12g，枳壳 12g，黄芩 15g，当归 9g，川芎 9g，白术芍各 9g，茯苓神各 15g，姜半夏 12g，北秫米 15g，藿苏梗各 12g，制香附 12g，生薏苡仁 15g，六一散 30g，荷梗 30g，陈皮 9g，竹茹 6g，砂仁 3g，合欢皮 15g，连翘 12g，莲子心 3g，川牛膝 15g。

14 剂，水煎服，2/ 日。

病例 14　焦 **，女，13 岁。

初诊：1 型糖尿病，2004 年 1 月因心悸气喘发热，检查柯萨奇病毒（+）。心悸发作，偶有咽痛，发热已减。苔薄腻舌尖红，脉细缓。治拟清热益气，化痰安神。

南北沙参各 12g，天麦冬各 12g，太子参 15g，生黄芪 30g，蒲公英 30g，板蓝根 12g，黄芩 12g，茯苓神各 12g，柏枣仁各 12g，炒防风 9g，白术芍各 12g，煅龙牡各 30g，川黄连 6g，生甘草 9g，桔梗 6g，炙远志 6g，姜半夏 12g，银翘各 9g。

14 剂，水煎服，2/ 日。

12 月 20 日复诊

胸闷心悸，少寐头晕，时有咽痛，大便通行，经前腹痛。苔薄黄腻，舌红干裂，脉细滑。治拟清热益气，宽胸宁神，化痰调经。

南北沙参各 12g，太子参 12g，生黄芪 30g，柴胡 12g，枳壳 12g，当归 9g，白术芍各 12g，黄芩 20g，姜半夏 20g，银翘各 12g，炙远志 9g，制香附 12g，天麦冬各 12g，川黄连 6g，煅龙牡各 30g，广郁金 12g，板蓝根 15g，延胡索 12g，生甘草 9g。

14 剂，水煎服，2/ 日。

1 月 10 日复诊

主诉咽红咽痛，伴夜不寐。苔薄黄腻，舌红脉细数。Lmp12月 26 日，4 天。治拟安神定志，宽胸清热。

生黄芪 20g，南北沙参各 12g，太子参 12g，天麦冬各 12g，川黄连 6g，姜半夏 20g，蒲公英 30g，板蓝根 15g，柴胡 12g，枳壳 12g，白术芍各 12g，钩藤 12g，龙齿 30g，菖蒲 3g，广郁金 9g，茯苓神各 12g，炙远志 6g，甘草 9g，黄芩 12g，灵芝草 15g。

14 剂，水煎服，2/ 日。

1 月 31 日复诊

行经当天腹痛已减，咽痛少寐均是稍减。苔薄舌嫩中裂，脉细数。治则同前。

生黄芪 20g，太子参 12g，天麦冬各 12g，川黄连 6g，姜半夏 20g，蒲公英 15g，板蓝根 15g，菖蒲 3g，龙齿 30g，茯苓神各 30g，钩藤 12g，南北沙参 12g，玄参 9g，银翘各 12g，生甘草 9g，苦参 20g，川芎 6g，灵芝草 15g。

14 剂，水煎服，2/ 日。

2 月 28 日复诊

尿频，无尿痛，心悸尚安，腹痛已瘥。Lmp2 月 16 日，6 天。苔薄舌嫩，脉细。治以原法。

生黄芪 20g，太子参 12g，南北沙参各 12g，玄参 9g，蒲公英 15g，板蓝根 15g，天麦冬各 12g，银翘各 12g，茯苓神各 30g，炙远志 9g，五味子 9g，甘草 9g，姜半夏 12g，川黄连 6g，薏苡仁根 15g，菖蒲 3g，广郁金 12g，灵芝草 15g。

14 剂，水煎服，2/ 日。

病例 15　殷 **，男，73 岁。

初诊：糖尿病，五年来喘促，气急，动则尤甚，喘甚或上楼小便失禁，患者因病长期家属代诊，未经明确诊断，原有冠心病、陈旧性心梗史及前列腺病变。刻下:家属诉气急，喘促，脚底麻木，平地行走不胜劳累，痰咳不多，苔白腻，舌紫红，脉细滑。痰热挟瘀交阻，心肺肾三脏通病。治拟益气养肺，化瘀祛痰，纳气平喘。

旋覆花 12g，代赭石 30g，太子参 30g，天麦冬各 12g，五味子 9g，紫苏子 30g，白术芍各 12g，川桂枝 6g，茯苓 15g，丹参皮各 15g，熟附子 6g，生地黄 15g，煅龙牡各 30g，当归 9g，川牛膝 15g，焦楂曲各 30g，甘草 6g，黄芪 15g。

7 剂，水煎服，2/ 日。

5 月 22 日复诊

喘促，气急胸闷，略见轻减，行走尿遗轻瘥，足底沉冷轻减，精神略振。X 线胸片提示慢性支气管炎，咳痰不多，有肛门下坠感。苔薄舌红花剥，脉弦细。再宗前法。

旋覆花 12g，代赭石 30g，太子参 30g，炙黄芪 30g，天麦冬各 12g，五味子 9g，山茱萸 12g，当归 12g，熟附子 6g，川桂枝 6g，知黄柏各 12g，猪茯苓 15g，川牛膝 15g，紫苏子 30g，白术芍各 12g，丹参皮各 30g，桃仁 12g，薏苡仁 12g，煅龙牡 30g，生地黄 15g，甘草 9g，沉香末（吞）2g，山海螺 30g。

14 剂，水煎服，2/ 日。

6 月 5 日复诊

气急喘促动辄尤甚，咳痰不多，胸闷，右胸隐痛，大便溏薄次多，入夜小便频多。苔薄舌淡嫩，质暗，脉细滑数。再拟肺脾肾三脏同调。

黄芪 30g，党参 12g，熟附子 9g，白术芍各 12g，煅龙牡各 30g，细辛 9g，姜半夏 15g，五味子 9g，生地黄 15g，旋覆花 12g，代赭石 30g，天麦冬各 12g，丹参皮各 15g，当归 9g，郁金 12g，炒枳壳 12g，沉香末（吞）2g，补骨脂 12g，菟丝子 30g，炒黄芩 12g，景天三七 15g，茶树根 15g，甘草 6g。

14 剂，水煎服，2/ 日。

6 月 19 日复诊

气急胸闷喘促，动辄尤甚，便溏尿频，咳痰不爽，纳谷不香。苔薄舌嫩质暗，脉细软，原法同前。

旋覆花 12g，代赭石 30g，黄芪 30g，党参 12g，白术芍各 12g，紫苏子 30g，天麦冬各 12g，五味子 9g，北细辛 9g，姜半夏 15g，沉香末（吞）2g，补骨脂 12g，菟丝子 30g，熟地黄 12g，当归 9g，陈皮 12g，熟附子 9g，煅龙牡各 30g，甘草 6g，景天三七 15g，炒黄芩 15g。

14 剂，水煎服，2/ 日。

7 月 3 日复诊

旋覆花 12g，代赭石 30g，黄芪 30g，党参 15g，生熟地黄各 12g，山茱萸 12g，当归 12g，陈皮 12g，姜半夏 30g，北细辛 6g，五味子 9g，沉香末（吞）2g，熟附子 9g，白术芍各 12g，茯苓 15g，紫苏子 30g，葶苈子 30g，煅龙牡各 30g，益智仁 12g，景天三七 30g，炒黄芩 15g，紫丹参 15g，砂仁 6g，甘草 6g，补骨脂 12g。

14 剂，水煎服，2/ 日。

病例 16 于 **，女，54 岁。

初诊：高血压，高尿酸血症，2 型糖尿病，右肾结石。2006 年 4 月体检发现肝功能异常，谷草转氨酶 52U/L，谷丙转氨酶 127 U/L。绝经 3 年，烘热汗出阵作，夜寐欠安，肝区胀疼。苔薄舌红，质干，脉沉细数。心肝肾同病，气虚瘀阻，湿热内蕴。治拟益气养血，化湿清热，心肝肾三脏同调。

生黄芪 30g，丹参皮各 15g，知黄柏各 12g，炙鳖甲 15g，制甲片 12g，海藻带各 30g，天麦冬各 12g，五味子 9g，姜黄连 6g，生地黄 30g，景天三七 30g，茶树根 30g，瓜蒌皮根各 30g，广郁金 12g，大小蓟各 15g，金钱草 30g，泽兰泻各 15g，车前草 30g，川牛膝 15g，川断仲各 18g，生甘草 9g。

7 剂，水煎服，2/ 日。

4 月 24 日复诊

肝肾功能已经回复正常，今诉胸闷胁痛隐隐，夜寐欠安，尿频。苔薄腻舌嫩，脉细数。治再拟前法。

生黄芪 30g，丹参皮各 15g，瓜蒌皮 30g，广郁金 12g，景天三七 30g，生地黄 30g，知黄柏各 12g，茯苓神各 15g，车前子 15g，焦决明子 15g，柴胡 12g，炒枳壳 12g，白术芍各 12g，川牛膝 15g，天麦冬各 12g，川黄连 6g，大小蓟各 15g，茶树根 15g，生甘草 6g。

5 月 8 日复诊

腰膝酸楚，无明显尿频尿急，胸闷胸痛已瘥，烘热面红亦减。苔薄舌嫩红，脉沉细。气虚肾亏，湿热内蕴。再拟益气补肾，化湿清相火。

生黄芪 30g，丹参皮各 15g，瓜蒌皮 30g，广郁金 12g，生地黄 30g，知黄柏各 12g，猪茯苓 15g，太子参 15g，车前子 30g，薏苡仁根 30g，大小蓟各 30g，天麦冬各 15g，川黄连 9g，茶树根 30g，景天三七 30g，川牛膝 30g，川断仲各 18g，生甘草 6g。

14 剂，水煎服，2/ 日。

5 月 22 日复诊

胸闷心悸，腰膝酸楚，无明显尿频尿痛，尿常规示：白细胞（++），红细胞 4～6/ 高倍视野。苔薄黄舌嫩红，脉沉滑。再拟调肝肾，益气血，清湿热。

生黄芪 30g，知黄柏各 12g，丹参皮各 15g，柴胡 12g，枳壳 12g，瓜蒌皮 30g，郁金 12g，生黄芪 30g，猪茯苓 30g，泽兰叶各 15g，川牛膝 15g，车前子 30g，薏苡仁根 30g，大小蓟各 30g，茶树根 30g，景天三七 30g，蒲黄炭 10g，川断仲各 18g。

6 月 5 日复诊

尿常规示白细胞（+++），白细胞计数 6～8/ 高倍视野。尿隐血（+）。药后诸症稳定，时头晕，项强，肢麻，胸闷，心悸。尿频尿痛已除。苔薄舌嫩脉细缓。再拟原法守治。

生黄芪 30g，丹参皮各 15g，生地黄 30g，知黄柏各 12g，猪茯苓 30g，泽兰叶各 15g，丹参皮各 15g，广郁金 12g，枳壳 12g，川芎 12g，葛根 20g，僵蚕 30g，地龙 30g，蒲黄炭 10g，景天三七 30g，茶树根 30g，大小蓟各 30g，车前子 30g，川牛膝 15g，川断仲各 18g，薏苡仁根 30g。

14 剂，水煎服，2/ 日。

病例 17　赵 **，女，61 岁。

初诊：糖尿病十年，中风一年半，左侧肢体偏废，上肢抬举及胸，下肢行走拖地，口干口苦，右侧面部麻木，腑行尚畅。苔薄黄舌红，脉弦细。治拟调气血，化痰湿。

方一：生黄芪15g，丹参皮各15g，川芎12g，葛根12g，夏枯草12g，珍珠母30g，白蒺藜30g，僵蚕30g，地龙30g，龟甲12g，白附子9g，山羊角片30g，赤白芍各15g，天麦冬各12g，川黄连9g，川怀牛膝各30g，龙牡蛎各30g。

14剂，水煎服，2/日。

方二：全蝎粉（吞）2g，蜈蚣粉（吞）2g，三七粉（吞）3g。

14剂，水煎服，2/日。

8月28日复诊

左侧面颊麻木，左侧肢体活动不利，腑行尚畅，口干舌燥减轻。苔薄黄腻，舌红，脉弦细。血压：145/60mmHg。再拟益气活血，化痰搜风通络。

方二：生黄芪30g，川芎12g，葛根20g，白附子9g，僵蚕30g，地龙30g，制天南星12g，白芥子15g，桃仁12g，薏苡仁12g，红花12g，当归12g，赤白芍各15g，川牛膝15g，王不留行子12g，槐米30g，水蛭15g，黄芩15g，防风已12g，桑枝寄生各24g，甘草6g。

14剂，水煎服，2/日。

方二：全蝎粉（吞）2g，蜈蚣粉（吞）2g，三七粉（吞）3g。

14剂，水煎服，2/日。

9月11日复诊

左侧面麻，口齿尚清，左上肢抬举过头，行走拖行减轻，腑行通畅。苔薄舌嫩，脉弦细。

方一：生黄芪30g，丹参皮各15g，川芎12g，葛根20g，僵蚕30g，地龙30g，白芥子15g，王不留行子15g，白附子12g，防风已各12g，天麦冬各15g，川黄连9g，水蛭12g，槐米30g，桃仁12g，薏苡仁12g，红花9g，当归12g，赤白芍各12g，川牛膝15g，桑枝寄生各24g。

14剂，水煎服，2/日。

方二：全蝎粉（吞）2g，蜈蚣粉（吞）2g，三七粉（吞）3g。

14 剂，水煎服，2/ 日。

9 月 25 日复诊

血糖控制欠理想，左侧面麻，左上肢抬举不利。苔薄腻，舌淡嫩，脉细弦。再宗前法。

方一：生黄芪 30g，丹参皮各 15g，川芎 12g，葛根 20g，白附子 9g，僵蚕 30g，地龙 30g，龟甲 12g，槐米 30g，赤白芍各 12g，当归 12g，水蛭 12g，王不留行子 15g，防风己各 12g，白芥子 15g，生姜黄 12g，威灵仙 15g，鸡血藤 15g，川牛膝 15g。

14 剂，水煎服，2/ 日。

方二：全蝎粉（吞）2g，蜈蚣粉（吞）2g，三七粉（吞）3g。

14 剂，水煎服，2/ 日。

病例 18　朱 **，男，年龄不详。

初诊：糖尿病，两年前脑梗死，左半侧肢体僵硬，左手腕以下拘挛，纳可，便调，寐安，健忘舌强语不清。苔白腻，舌嫩红，脉细滑。治拟搜风化痰，疏经活血，潜阳通窍。

方一：生黄芪 30g，丹参皮各 30g，川芎 12g，葛根 20g，僵蚕 30g，地龙 30g，制天南星 15g，白芥子 30g，王不留行子 15g，菖蒲 12g，远志 9g，郁金 15g，生石决明 30g，天麻 12g，白蒺藜 30g，赤白芍各 15g，黄芩 15g，桑枝寄生各 20g，川牛膝 30g，龙牡蛎各 30g，

7 剂，水煎服，2/ 日。

方二：全蝎粉（吞）2g，蜈蚣粉（吞）2g，三七粉（吞）3g。

7 剂，水煎服，2/ 日。

7 月 24 日复诊

患侧肢体麻木，头胀痛，腰背酸楚，语言欠利，二便自调，左侧肢体肌肉萎缩。舌体右歪，苔薄腻，舌红，脉细软。血压：

92/65mmHg。再拟原法。

方一：生黄芪 30g，丹参皮各 30g，川芎 12g，葛根 20g，僵蚕 30g，地龙 30g，制天南星 15g，白芥子 30g，王不留行子 15g，菖蒲 12g，郁金 15g，当归 12g，赤白芍各 15g，桑枝寄生各 24g，川怀牛膝各 15g，桃红花各 9g，地鳖虫 12g，水蛭 12g，黄芩 30g，龙牡蛎各 30g。

14 剂，水煎服，2/ 日。

方二：全蝎粉（吞）2g，蜈蚣粉（吞）2g，三七粉（吞）3g。

14 剂，水煎服，2/ 日。

8 月 7 日复诊

行走较稳，左手抬举过肩及头，语言已清，痰多。苔黄腻转白，脉细滑。久病痰瘀入络。再宗前法守治。

方一：生黄芪 30g，丹参皮各 30g，水蛭 12g，川芎 12g，葛根 20g，僵蚕 30g，地龙 30g，地鳖虫 12g，桃红花各 9g，赤白芍各 15g，王不留行子 15g，制天南星 15g，白芥子 30g，川桂枝 6g，云茯苓 15g，菖蒲 9g，桑枝寄生各 24g，羌独活各 12g，川牛膝 15g，络石藤 15g。

14 剂，水煎服，2/ 日。

方二：全蝎粉（吞）2g，蜈蚣粉（吞）2g，三七粉（吞）3g。

14 剂，水煎服，2/ 日。

9 月 4 日复诊

语言欠清晰，行走较利，左上肢上伸已便利，但是手掌指关节活动僵硬。苔黄腻，舌暗红，脉细滑。再宗前法。

方一：生黄芪 30g，川芎 12g，葛根 20g，水蛭 12g，僵蚕 30g，地龙 30g，川桂枝 6g，赤白芍各 15g，白芥子 30g，王不留行子 15g，地鳖虫 12g，当归 12g，制天南星 12g，菖蒲 9g，郁金 12g，羌独活各 12g，川牛膝 15g，桑枝寄生各 24g，络石藤 15g，鸡血藤 15g。

14 剂，水煎服，2/ 日。

方二：全蝎粉（吞）2g，蜈蚣粉（吞）2g，三七粉（吞）

3g。

14 剂，水煎服，2/ 日。

10 月 30 日复诊

舌强语不利减轻，上肢抬举伸直，下肢行走自便，心烦易怒。苔白腻，舌嫩，脉细滑。再宗前法治疗。

方一：羌独活各 12g，川桂枝 6g，赤白芍各 12g，苍莪术各 12g，当归 12g，川芎 12g，葛根 20g，僵蚕 30g，地龙 30g，水蛭 12g，姜半夏 30g，远志 9g，菖蒲 9g，白芥子 15g，王不留行子 12g，川牛膝 15g，鸡血藤 15g，野桑枝 24g，蚕沙 30g，甘草 6g。

14 剂，水煎服，2/ 日。

方二：全蝎粉（吞）2g，蜈蚣粉（吞）2g，三七粉（吞）3g。

14 剂，水煎服，2/ 日。

病例 19 吴 **，男，70 岁。

初诊：糖尿病十年，目前西药控制血糖。主诉下肢麻木冷痛。左上肢酸楚，目糊口干，夜尿 4 ～ 5 次，大便基本正常。目前血糖 6.3mmol/L，三酰甘油 2.9mmol/L。苔薄舌嫩红，脉细数。治拟益气活血，滋阴培相，运脾通络。

生黄芪 30g，丹参皮各 30g，苍莪术各 12g，水蛭 12g，忍冬藤 15g，广地龙 20g，制僵蚕 20g，虎杖 30g，炙鳖甲 12g，知黄柏各 12g，天麦冬各 15g，川黄连 9g，生熟地黄各 20g，当归 12g，山茱萸 12g，鹿角片 6g，川桂枝 6g，赤白芍各 15g，川怀牛膝各 30g。

7 剂，水煎服，2/ 日。

10 月 25 日复诊

嘈杂尚可，目糊欠清，下肢麻木疼痛，夜尿频多，再宗前法。

生黄芪 30g，丹参皮各 30g，生熟地黄各 20g，枸杞子 12g，决明子 15g，地鳖虫 12g，广地龙 30g，肥玉竹 15g，天麦冬各 15g，知黄柏各 15g，川怀牛膝各 30g，水蛭 12g，制僵蚕 30g。

14 剂，水煎服，2/ 日。

11 月 22 日复诊

嘈杂已瘥，下肢麻木已减，血糖正常，尿酸 487μmol/L。三酰甘油 2.92mmol/L。目糊不清，夜尿 3 次。苔薄舌嫩脉细软。再宗前法。

生黄芪 30g，丹参皮各 30g，生熟地黄各 20g，枸杞子 12g，清风藤 15g，决明子 15g，莱菔子 15g，淮山药 30g，山茱萸 15g，红花 9g，炙甲片 15g，广地龙 30g，苍莪术各 12g，乌梢蛇 12g，络石藤 30g，肥玉竹 15g，虎杖 30g，川怀牛膝各 30g，知黄柏各 12g，姜半夏 20g。

14 剂，水煎服，2/ 日。

12 月 6 日复诊

足大趾疼痛，下肢酸麻。苔薄舌嫩红，脉细滑。再宗前法。

生黄芪 30g，丹参皮各 30g，生熟地黄各 20g，山茱萸 15g，苍莪术各 12g，乌梢蛇 12g，炙甲片 15g，广地龙 30g，虎杖 30g，络石藤 30g，忍冬藤 15g，知黄柏各 12g，川怀牛膝各 30g，赤白芍各 15g，益智仁 15g，煅龙牡各 30g，五味子 9g，生甘草 9g。

14 剂，水煎服，2/ 日。

1 月 31 日复诊

足大趾麻木见好转，目眩耳鸣，足底发冷，二便自调。苔薄舌嫩，脉细软。治以益气补肾，温阳通络。

生黄芪 30g，丹参皮各 30g，枸杞子 12g，生熟地黄各 15g，地鳖虫 12g，党参 12g，淮山药 15g，山茱萸 12g，虎杖 15g，天麦冬各 15g，乌梢蛇 12g，红花 9g，川桂枝 6g，赤白芍各 12g，忍冬藤 30g，泽兰泻各 15g，川怀牛膝各 30g，仙茅灵脾各 15g。

14 剂，水煎服，2/ 日。

病例 20　崔 **，女，58 岁。

初诊：糖尿病，因感冒诱发左耳听力下降，耳鸣少气伴肢软，喉梗咳痰，腑行不畅。苔厚腻舌胖嫩，脉细软。治拟益气养阴，化痰清肝。

生黄芪 30g，太子参 30g，升麻 9g，柴胡 12g，蔓荆子 15g，葛根 20g，黄芩 15g，黄柏 12g，菖蒲 9g，荷叶 15g，白芷 12g，赤白芍 12g，姜半夏 15g，磁石 30g，五味子 9g，天麦冬 12g，川芎 12g，生甘草 6g。

14 剂，水煎服，2/ 日。

1 月 7 日复诊

左耳听力尚未恢复，耳重如堵，肢软乏力，短气痰多，色白，腑行欠畅。苔薄舌胖嫩，脉细滑。治再拟原方出入。

黄芪 30g，太子参 30g，柴胡 12g，升麻 9g，菖蒲 12g，蔓荆子 15g，葛根 20g，黄芩 30g，白芍 15g，黄柏 12g，磁石 30g，五味子 9g，桑菊花 12g，制天南星 15g，姜半夏 30g，皂角刺 30g，荷叶 30g，白芷 12g，生甘草 6g。

14 剂，水煎服，2/ 日。

1 月 21 日复诊

耳鸣已瘥，吞酸仍时有，痰梗呕恶，口干，大便时溏时结，精神渐好。苔薄舌嫩，脉细软。

柴胡 12g，升麻 9g，蔓荆子 15g，黄芪 30g，党参 15g，川芎 12g，葛根 20g，黄芩 15g，白芍 12g，白芷 12g，荷叶 30g，制天南星 15g，姜半夏 30g，枳壳 12g，菖蒲 9g，磁石 30g，五味子 9g，黄柏 12g，甘草 6g，吴茱萸 9g。

14 剂，水煎服，2/ 日。

第3章

糖 尿 病 足

第一节　糖尿病足临床表现及治疗护理

　　糖尿病足是指糖尿病患者足部由于神经病变使下肢保护功能减退，大血管和微血管病变使动脉灌注不足致微循环障碍而发生溃疡和坏疽的疾病状态。糖尿病足是糖尿病一种严重的并发症，是糖尿病患者致残甚至致死的重要原因之一。表现为足部疼痛、皮肤深溃疡、肢端坏疽等，是与下肢远端神经异常和不同程度的周围血管病变相关的足部感染、溃疡和（或）深层组织破坏。

　　1956 年，Oakley 提出了"糖尿病足（diabetic foot，DF）"概念，1972 年 Catterall 将其定义为"因神经病变而失去感觉和因缺血失去活力，合并感染的足"。多年来，临床医生主要采取抗凝、溶栓、扩血管，活血化瘀，结合抗感染以及血管外科手术等治疗。中医自《黄帝内经》即已提出了"消渴""脱疽"病名，宋代人们认识到了消渴与脱疽的联系。近年来，随着糖尿病发病的增多，糖尿病足也呈增多趋势，但目前尚没有标准、指南可循，糖尿病足的诊疗仍处于较混乱的状态。临床截肢率、病死率均较高，国外报道糖尿病足截肢率在 50% 以上。

一、糖尿病足的分类和分级

　　糖尿病足的分类和分级种类很多，可根据临床需要选择使用，简单列述如下。

1. 糖尿病足的 Wagner 分级法　见表 3-1。

表 3-1　糖尿病足 Wagner 分级法

分级	临床表现
0 级	有发生足溃疡危险因素，目前无溃疡
1 级	表面溃疡，临床上无感染
2 级	较深的溃疡，常合并软组织炎，无脓肿或骨的感染
3 级	深度感染，伴有骨组织病变或脓肿
4 级	局限性坏疽（趾、足跟或前足背）
5 级	全足坏疽

2. TEXAS 大学糖尿病足分类分级方法　见表 3-2。

表 3-2　TEXAS 糖尿病足分类法

分级	分期
1 溃疡史	A 无感染、缺血
2 表浅溃疡	B 感染
3 深及肌腱	C 缺血
4 骨、关节	D 感染并缺血

3. Foster 分级法　1 级：正常的足；2 级：高危的足；3 级：溃疡的足；4 级：合并感染的足；5 级：坏死的足。3～5 级还可以进一步被分为神经性和缺血性。1～2 级主要是预防，3～5级需要积极治疗。

4. 根据糖尿病足溃疡性质分类　可分为神经性溃疡、缺血性溃疡和混合性溃疡。

5. 根据坏疽性质分类　可分为湿性坏疽、干性坏疽、混合性坏疽。

6. 糖尿病足病理分期

第一期：早期病变期，患者常有下肢发凉，麻木，腿部"抽筋"，易被误认为"老寒腿"或老年人缺钙，导致延误病情。

第二期：局部缺血期，即行走一段距离后出现下肢疼痛，被迫停止运动，休息一会后可缓解，再次行走一段距离后疼痛即再次出现，随着病情的进展，病人行走的距离越来越短。此外，还有足部感觉异常，动脉搏动弱。

第三期：营养障碍期，即患者在不行走休息时出现的下肢疼痛，呈剧烈烧灼样疼痛，以夜间为甚。肢体营养障碍，动脉搏动消失。

四期：坏疽期，持续剧烈疼痛，干性溃疡和湿性溃疡，组织缺血坏死，可合并感染，最终导致截肢，严重时还可危及生命。

二、糖尿病足的症状体征

1. **皮肤病变**　糖尿病足皮肤病变复杂多样，主要表现有：皮肤水疱，破溃形成糜烂，或慢性浅溃疡。常经久不愈，深入皮下组织，引起组织坏死；或趾丫糜烂、潮红、渗出、皮肤轻度肿胀；或因甲癣等症诱发甲沟炎而红肿化脓；或在掌缘、跟部等处，皮肤皲裂粗糙、鳞屑；或足掌等处出现跖疣性溃疡，显示多发杨梅刺样疣心、角性赘疣；或形成胼胝，并在其下形成水疱或溃疡。患足动脉搏动可有或无，肢体抬高苍白试验阴性。患足疼痛较轻或无。周围血管病变患者，皮肤干燥无汗，肢端发凉、干枯，毳毛脱落，趺阳脉减弱或者消失，肢体抬高苍白试验阳性。可出现间歇跛行、休息痛直至干性坏疽。

2. **肌腱筋膜变性坏死病变**　患足高度肿胀，张力较高；局部色红、灼热，逐渐皮下积液，波动感增强，切开或破溃后，肌腱变性，呈灰白色，弹性柔韧性减退，水肿增粗，或肌腱呈帚状松散坏死，腐烂液化后形似败絮，形成窦道。大量稀薄棕褐色、秽臭液体溢出，创面及周围组织红肿，呈湿性坏死。病情发展急骤，可迅速蔓延全足及小腿。患足大多足背动脉及胫后动脉搏动存在，如有肢端动脉狭窄或闭塞，也已形成良好的代偿，皮温较健侧高，且无明显静息痛，下肢抬高苍白试验阴性。临床多伴有高血糖、血沉增快、白细胞增加，以及低蛋白血症、低红细胞、低血红蛋白症。

3. **血管狭窄、闭塞缺血性病变**　患足皮肤干燥无汗，肢端发凉、干枯、苍白或发绀，毫毛脱落，趾端瘀黑，或呈干性坏死，伴间歇性跛行、静息痛剧烈。颈动脉、腹主动脉及股动脉可听到吹风样杂音，足背及胫后动脉搏动消失，抬高苍白试验：强阳性/5～10s。

4. **末梢神经变性病变** 患足麻木或刺痛、发凉，对称性双足感觉障碍，或肢体疼痛，患足掌踏地有踩棉絮感。或有"肢冷"，入夏仍欲衣被，足背动脉及胫后动脉搏动存在。抬高苍白试验阴性；或患肢有烧灼性疼痛，或伴放射痛，肢体触觉敏感。足背动脉、胫后动脉搏动存在，甚至较为亢进有力。

5. **足部骨病变** 表现为高年趾骨吸收，足部萎缩，关节畸形，肢端怕冷。或表现为由糖尿病足坏疽感染引起趾骨骨髓炎。

三、中医辨证分型

针对糖尿病足特定的症状体征，中医学通常将其辨证分型如下。

1. **皮肤变性皮损型 - 湿热阻滞** 表现为水疱、湿糜或浅溃、皲裂、鳞痂、跖疣或胼胝性溃疡、灰趾甲（甲癣）。

2. **肌腱筋膜变性坏死型（筋疽）**

(1) 急性发作期：湿毒壅盛，筋损成疽。患足呈实性巨趾、巨跖性肿胀，张力较高，无波动感；局部色红、灼热，逐渐皮下积液，波动感增强；切开或破溃后，有不同程度的肌腱变性、水肿、坏死，病变肌腱呈帚状松散，腐烂液化后形似败絮，形成窦道；大量稀薄棕褐色、秽臭液体溢出，创面及周围组织红肿。病情发展急骤，有明显炎症反应，可迅速蔓延全足及小腿。高年有心、脑、肾等并发症者，可危及生命。

(2) 好转恢复期：气阴两虚。经中西药治疗后，局部坏死肌腱清除，肿胀消退，肉芽生长，色泽红润，创面、窦道逐渐愈合。

3. **血管闭塞缺血性坏死型**

(1) 趾端浅瘀症——皮肤毛细血管痉挛；气虚阳亏，寒邪凝滞。两足趾对称性或多个趾面散见细小花絮状紫纹或浅瘀色，指压可退色，但回流缓慢，渐呈茧壳状分离脱落。如无继发感染，一般不致形成溃疡。胫后及足背动脉搏动减弱或正常，抬高苍白试验阴性或弱阳性。

（2）肢体血管闭塞坏死症——大、中血管硬化狭窄、闭塞：痰湿阻滞脉络。肢端缺血征明显，如趾跖苍白、发绀，趾端瘀黑，呈干性坏死；伴间歇性跛行、静息痛剧烈。大动脉血管可听到吹风样杂音，足背及胫后动脉搏动消失，抬高苍白试验强阳性／5～10s。

4. 末梢神经变性麻痹型

（1）寒痹症：肝肾不足，阳气亏虚。足趾、跖踝麻木或刺痛、发凉对称性双足感觉障碍。或有单个肢体疼痛感觉明显者。患足掌踏地均有踩棉絮感。少数有"肢冷"，入夏尚穿棉袄。足背动脉及胫后动脉搏动存在。抬高苍白试验阴性。

（2）热痹症——灼热性肢痛症：肝肾不足，郁久化火。患肢有烧灼性疼痛，或伴放射痛，夜甚，肢体触觉敏感。肢端无明显缺血性体征，足背动脉胫后动脉搏动较为亢进有力。

5. 趾跖骨变性萎缩型

（1）趾骨萎缩症——骨痿：肾阳亏虚，骨髓不充。趾骨吸收，萎缩畸形，肢端怕冷。足背动脉、胫后动脉搏动存在。

（2）趾骨骨髓炎症——骨痹：湿热下注。多由糖尿病足坏疽感染引起趾骨骨髓炎。

上述五大类型常分十二种证型，可单独或同时并见或相继发生，但多以某一种病理改变为主。

四、糖尿病足的诱发因素

1. 神经病变　感觉神经病变是糖尿病足病发生的重要原因之一。

2. 血管病变　可引起糖尿病患者足溃疡和坏疽。

3. 感染　感染使代谢紊乱加重，导致血糖增高，酮症又进一步损害患者的免疫功能。

4. 其他因素　高血糖可引起一种慢性缺氧状态，这种状态与大血管、微血管病变造成的慢性缺氧一起延缓了溃疡的愈合，是糖尿病足溃疡经久不愈的原因之一。

五、糖尿病足临床护理

1. 每天洗脚，温水（＜40℃），不使用刺激性洗涤剂清洗，＜5min。

2. 干毛巾擦干，尤其是趾间，可使用一条浅色系毛巾，方便观察。

3. 足部皮肤涂润肤霜，不宜用爽身粉。

4. 洗脚后仔细检查有无皮肤病变；及时就诊。

5. 不要自行处理或修剪病变处，不要用鸡眼膏去鸡眼。

6. 不要赤足走路。

7. 不要用热水袋或电热毯等热源温暖足部；可用厚毛巾袜。

8. 每日做小腿和足部运动。

9. 吸烟对糖尿病大血管尤其不利，必须戒烟。

10. 不穿"小鞋"，袜子应选全棉或羊毛的，松软合脚、透气性好、吸水性强。过小或袜口过紧会压迫足背动脉，影响足部血液循环。

11. 不到公共浴室修脚，不随意处理脚底的足茧，避免交叉感染。

12. 每月一次足病护理门诊。

13. 每年专科检查脚部一次，包括感觉和血管搏动。

第二节 糖尿病足病例分析

病例 1 男性，86 岁，＊＊年 4 月 1 日初诊。

主诉：左足破溃 1 个月余。

现病史：患者有糖尿病病史 10 年余，既往血糖控制欠佳，1 个月前因行走过多致左足第 3 趾水疱，起初自行针刺放水治疗，后破溃加重，遂至当地诊所治疗，给予外用秘方治疗，经治疗后症情未见明显好转。后至某人民医院就诊，考虑足部感染，给予静脉滴注抗生素治疗，经治疗后仍未见明显好转。后经人介绍至我院门诊就诊，门诊诊断为"糖尿病足"，建议住院治疗。刻下患者右足破溃，时有下肢足部麻木，偶有发凉，否认间歇性跛行，新冠核酸试验阴性，无发热，为求进一步治疗，暂由门诊拟"糖尿病足"收治入院。

既往病史，患者冠心病史十余年，心肌梗死支架植入术后10年，服用氯吡格雷及阿司匹林肠溶片控制，平素生活可以自理；1992年第一次脑梗死，遗留左侧肢体乏力及麻木。既往高血压病史十余年，血压最高180/100mmHg，服用拜新同+缬沙坦血压控制尚可；糖尿病病史数年，目前不服药。

患者自发病以来，精神可、无恶寒发热；无汗出；无头晕头痛；无腰膝酸软；胃纳一般；夜寐安；大小便失禁；体重：无明显减轻。神识清楚，目光灵活，面色赤红，表情自然，形体虚弱，步履蹒跚，声音自然，语言流利，呼吸和顺，气味无殊。舌红，苔黄腻，脉象弦滑。

体格检查：神清，气平。双肺未及啰音，心率64次/分，齐，腹软（－）。血压：142/86mmHg。

专科情况：神清，对答切题，定时定点定人可，检体合作。双额纹对称，双侧瞳孔等大等圆，对光反射存在，动眼无障碍，眼震阳性。左侧鼻唇沟浅，伸舌不偏，双侧咽反射（＋）。左侧肢体肌力4+级。右侧肌力5级。四肢肌张力正常，左侧病理征（＋）。共济检查：左侧指鼻试验完成欠佳。颈软，左侧针刺觉减退，腱反射（＋＋）。双下肢皮温偏低，左足略肿胀，左足第3趾破溃，趾体肿胀，创面内黄腐夹杂，渗出较多，略臭秽，触痛（＋），余趾苍白；双足背（－），双胫后（－），双腘动脉（±），双股动脉（＋）。抬高苍白试验（Ⅱ/20s）

辅助检查。头颅CT：右侧丘脑、双侧基底节区及放射冠腔隙性脑梗死，部分陈旧；脑萎缩，脑白质变性（图3-1）。心电图：窦性心律，左前分支传导阻滞，ST段压低，T波改变。超声：双侧下肢动脉硬化伴斑块形成；左侧足背动脉闭塞可能；右侧足背动脉流速减慢；两侧颈动脉硬化伴斑块形成。下肢动脉CTA：①两侧股深动脉及腘动脉混合斑块形成，血管轻中度狭窄；②两

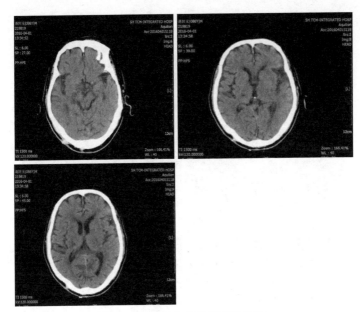

图 3-1　本例患者头颅 CT 检查

侧胫前动脉及两侧胫腓干混合斑块形成，血管中重度狭窄；③右侧腓动脉严重狭窄伴周围侧支循环形成（图 3-2）。下腹部 CT 平扫＋增强：①前列腺增大；腹主动脉及两侧髂总动脉血栓形成。②胰腺体尾部占位，建议进一步检查除外胰腺癌可能；胆总管、主胰管局部扩张。③肝多发囊肿，胆囊术后。④脾囊肿可能，右肾萎缩。

生化检查：凝血功能、血脂、肝功能、血常规、粪常规、尿常规等基本正常。葡萄糖：7.8mmol/L；餐后 2h 糖：12.7mmol/L；糖化血红蛋白：6.9%；肌酐：164μmol/L，尿素：9.1mmol/L，尿酸：422μmol/L；同型半胱氨酸：16.75μmol/L。

临床诊断

中医诊断：筋疽，湿热毒盛证。

西医诊断：2 型糖尿病足病（左足破溃伴感染）；2 型糖尿病；糖尿病性周围神经病；下肢动脉硬化闭塞症。

中医辨病辨证依据：本病属中医学"筋疽"范畴，患者消渴

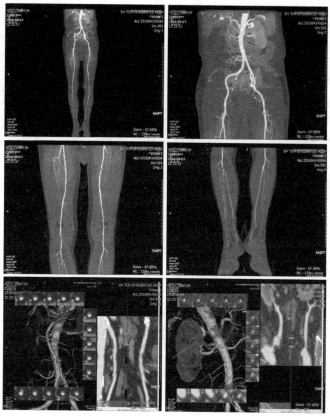

图 3-2 本例患者血管 CTA 检查

日久，气阴两虚，损脾伤胃，气运失司，经筋失养，而致内疽。诱以外邪并郁而化热成溃，发为"筋疽"，故见患足红肿溃烂发热，舌、脉均为湿热之征。

诊疗计划：

1. 中医辨证治疗

利湿解毒为治则。患者患足疼痛，怕热，口干口苦，大便黏滞不爽，饮食可，睡眠差，舌红苔黄腻，脉滑数，四诊合参，中医辨证为筋疽（湿热毒盛证）。

中医治则：清热凉血、利湿解毒，方拟茵陈蒿汤合犀角地黄汤加减。

苦参 15g，茵陈 30g，生栀子 15g，蚤休 30g，垂盆草 30g，黄芩 9g，黄连 12g，赤芍 15g，牡丹皮 15g，生大黄 6g，甘草 6g。

水牛角颗粒 2 包，连翘颗粒 2 包。

7 剂，水煎服，2/ 日。

中药煎服法：将药材倒入砂锅，加水至高出药面，浸泡约 30min 后煎煮，先武火后文火，分别煎煮两次（每次约 30min），煎出的药液混合后约 300ml，分两次服用。

方中茵陈、生大黄、生栀子清热利湿；水牛角颗粒、赤芍、牡丹皮清热凉血；苦参、蚤休、垂盆草清热燥湿；黄芩、黄连清热解毒；连翘颗粒清气分热；甘草调和胃气。

2. 其他治疗

（1）治疗内科疾病：静脉滴注头孢类抗生素抗感染；给予胰岛素控制血糖；给予肝素钠针抗凝。

（2）患处外用药以清热消肿止痛：中药贴敷，中药涂擦，中药化腐清创术。创周以中药（一枝黄花、马齿苋、苦参、黄柏）涂擦清热解毒抑菌；给予液体伤口敷料，凝胶伤口敷料创面外用。

（3）外治中药贴敷、中药涂搽、化腐清创，换药每日一次。

治疗过程中注意创面大小、分泌物、创周红肿、创面分界及侧支循环建立情况。

预后：患者肢体坏死控制，肿胀消退，皮温皮色正常，肉芽生长，预后可；患者合并多种心脑肢体血管疾病，长期慢性病程，需积极控制血糖，检测血管危险因素。

小结：糖尿病足目前外院多以抗感染、截肢治疗为主；中医治疗以清热利湿解毒为主要治则。辅以外科清创，蚕食清创，大大降低了糖尿病足坏疽的截肢率。

病例 2 女性，83 岁。

主诉：左足溃坏 1 个月。

现病史：患者发现糖尿病病史 12 年余，既往口服二甲双胍缓释片（0.5g 每天 2 次）＋伏格列波糖胶囊（0.2mg 三餐中）＋罗格列酮钠片（4mg 白天 1 次）控制血糖；后因血糖控制欠佳现调整为：诺和锐芯 16U-14U-12U 餐前＋甘精胰岛素芯 16U 每晚临睡前 1 次皮下注射控制血糖，自诉当前血糖控制尚可。患者诉 1 个月前发现左足第 3、4 趾趾间及后方足背处出现水疱，未予重视，水疱逐渐扩大，肤色发黑，后出现左足第 3、4 趾后方足背部溃破，足部红肿，伴疼痛、渗出较多。无发热、恶寒、胸闷、心悸等不适，先后就诊于某中心医院和某医院，考虑"2 型糖尿病、糖尿病性足坏疽伴感染"，给予美洛西林、利奈唑胺、哌拉西林他唑巴坦等抗感染治疗，效果欠佳，足部溃坏逐渐加重，延及踝关节前下方创面发黑，渗出秽臭，足部肿胀明显。今日至我科门诊就诊，门诊拟"糖尿病性足坏疽伴感染"收治入院，住院期间予抗感染、控制血糖等内科积极治疗，中药清热利湿解毒，患足化腐清创术蚕食清创，并局麻下行左足皮肤和皮下坏死组织切除清创术，手术顺利。经治疗，患者创面较入院好转，出院后予门诊换药，现患者因创面愈合欠佳，为求进一步诊治，门诊再拟"2 型糖尿病足"收治入院。

刻下：患者患足溃破，渗出较多，伴左足疼痛、麻木，无发热、恶寒、头晕、胸闷、心悸等不适，胃纳欠佳，夜寐欠安，二便调。

中医望闻切诊：神识清楚，目光灵活，面色荣润，表情自然，形体匀称，步履蹒跚，声音自然，语言流利，呼吸和顺，气味无殊。舌红苔黄腻，脉象：沉数。

专科情况：双小腿散在皮肤色素沉着；左足稍红肿，左足背部溃坏，创面自左足第 3、4 趾趾间延及踝关节前下方，创面可及新鲜肉芽组织生长，部分肌腱暴露，中等量渗出，无明显特殊气味，触痛减轻；第 3、4 趾稍肿，左足背动脉、胫后动脉（－），右足背动脉、胫后动脉、双腘动脉（＋），双股动脉（＋）。抬高苍白试验（－）。

中医诊断：筋疽，湿热证。

西医诊断：2 型糖尿病足病；2 型糖尿病；糖尿病性周围神经病。

中医辨证分析：本病属中医学"筋疽"范畴，患者消渴日久，气阴两虚，损脾伤胃，气运失司，水湿内停，郁久化热，湿热下注；或诱以外伤，导致湿热毒邪由外入侵，内外合邪，湿热互结，热盛肉腐，而致成疽，发为"筋疽"，故见患足红肿、溃烂、皮温高，舌、脉均为湿热之征。

中医类证鉴别：本病当与"足发背"相鉴别，后者多发于足背部的急性化脓性疾病。其特点是全足背高肿焮红疼痛，足心不肿。初起足背红肿灼热疼痛，肿势弥漫，边界不清，影响活动。一般5～7天迅速增大化脓，伴有寒战高热，纳呆，甚至泛恶，舌质红，苔黄腻，脉滑数等全身症状。溃破后脓出稀薄，夹有血水，皮肤湿烂，全身症状多随之减轻。

西医鉴别诊断：本病当与"血栓闭塞性脉管炎"相鉴别。后者多见于20—40岁男性，多有吸烟史，部分患者在发病过程中有游走性浅静脉炎病史，受累的血管为中、小静脉，病理呈慢性炎症过程；坏疽多为干性坏疽，并且局限于肢体末端。X线检查无动脉钙化斑块影像，视网膜动脉大多正常，血脂正常，无冠心病、糖尿病病史。

诊疗计划：

根据患者症情，结合舌脉，四诊合参，病属筋疽病，辨证为湿热证，以清热利湿解毒为治则。

口服陈兰花颗粒（方中茵陈、一枝黄花、浮萍、泽兰、木贼利湿解毒，清热消炎），静脉滴注喜炎平（穿心莲清热解毒）；中药外洗清热利湿法，处方如下：半边莲15g，苦参15g，一枝黄花15g，黄柏15g。3剂，外洗，每日一剂，以上四药合用清热利湿解毒。

如意金黄膏（大黄、黄柏、姜黄、白芷、甘草、南星、陈皮、苍术等清热除湿，散瘀化痰，止痛消肿），将军散（乌梅、玄明粉、蜈蚣）贴敷清热利湿解毒。

考虑患足溃坏伴感染，予氟氯西林静脉滴注抗感染，待创面分泌物培养结果回报再拟进一步调整。

积极治疗内科疾病。

注意创面大小、分泌物、创周红肿、创面分界及侧支循环建立情况。

　　中医调护：避风寒，畅情志，节饮食，慎起居。

　　预后：患者消渴日久，血糖控制较差，足部溃坏较严重，伴有感染，溃坏有进一步扩大风险，保趾（肢）困难，伴有多种并发症，预后较差。若经中西医结合治疗，湿热得去，正气恢复，则邪去正安，预后良好；若正气不复，湿热毒陷，则可致内陷变证，甚至出现恶证。本患者经治疗创面收缩，症状好转，但如保养不利，容易复发（图3-3）。

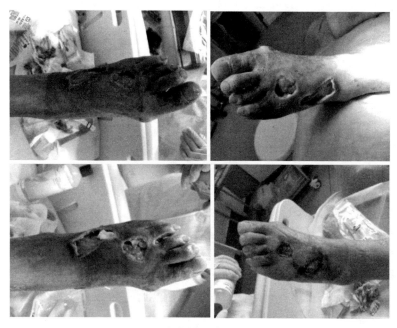

图3-3　患者糖尿病足恢复过程

　　新进展（含中医学术进展）：糖尿病足坏疽目前外院多以抗感染、抗凝、活血化瘀、改善微循环以及血管介入治疗术、截肢等治疗为主，采用中西医结合治疗方案，内服清热利湿解毒的中药，外用奚氏祛腐清筋术、蚕食清创等手术方法，西医采用抗感染、抗凝治疗等方案，显著降低了糖尿病足坏疽的截肢率，疗效显著。

　　中医调护：减少站立行走，避免受压后感染沿组织间隙走窜，起居得宜，避免使用热水袋等局部加热设备，戒烟酒，饮食控制，减少碳水化合物摄入，伴有低蛋白血症者适当增加优质蛋白摄入，忌食肥甘厚腻及辛辣食物。

　　建议食疗方：苦瓜石榴汤，蕹菜米须汤，冬虫夏草鸭汤，黄芪猪蹄汤，冬瓜水鸭汤及五补粥。

　　古人认为治国与治身的道理是相通的，"知治身，则能治国"（《抱朴子》）。上医医国，中医医人，下医医病。上医是指深谙治乱之道的宰相，他能襄赞国君治理天下，使国家安定，人民安居乐业；中医指技术较高的医生，他指导人们各种预防和养生方法，以求防患于未然而得享天年；技术一般的医生便只能凭借药物来祛邪治病。可见，见病治病只是一种消极的措施，能见微知著，使人民臻于幸福康乐、健康长寿之境者方能成为良相和良医。

　　目前社会生活节奏加快，工作压力增加，竞争强烈，加上饮食不节，嗜食膏粱厚味，导致糖尿病多发，中医学认为疾病的发生是"邪之所凑，其气必虚"，而"阴平阳秘，精神乃治"。糖尿病患者一定要及早开始注意自己的身体健康，尤其患有糖尿病的老年人须注意饮食有节，多吃五谷杂粮，少进膏粱厚味。食不可过饱，亦不可忍饥，饭后缓行百步，不宜食后即睡。日常生活要坚持有规律，劳逸结合，老年人亦宜适当活动，参加力所能及的轻微劳动，使气血流通，筋骨强健，爱劳动者动脉硬化等疾病就较少。

　　本书是笔者长期临床和科研工作的总结，尚有许多不足之处，希望得到各位同道学者的指导和帮助。同时，该书借鉴参考了许多专家学者的临床经验及科研思路，比如曲红、王长德、张云云、徐敏华等专家教授，在此一并致谢。

参 考 文 献

1. Suwanwela NC, Poungvarin N. Stroke burden and stroke care system in Asia[J]. Neurol India, 2016(64 Suppl):S46-S51.

2. Furie KL, Kasner SE, Adams RJ, et al. Guidelines for the prevention of stroke in patients withstroke or transient schemic attack:a guideline for healthcare professionals from the American heart association/american stroke association[J]. Stroke, 2011, 42(1):227-276.

3. Zhu YC, Tzourio C, Soumaré A, et al. Severity of dilated Virchow-Robin spaces is associated with age, blood pressureand MRI markersof small vesseldisease:apopulation-based study[J]. Stroke, 2010, 41(11):2483-2490

4. Xu Y, Wang L, He J, et al. Prevalence and control of diabetes in Chinese adults[J]. JAMA, 2013, 310(9):948-959.

5. Yang Z, Xing X, Xiao J, et al. Prevalence of cardiovascular disease and risk factors in the Chinese population with im-paired glucose regulation:the 2007-2008 China national diabetes and metabolic disorders study[J]. Exp Clin Endocrinol Diabetes, 2013, 121(6):372-374.

6. 曲红，周蔓蔓，张玉倩，等，MRI 上血管周围间隙与血管性危险因子及脑梗死发病的相关性 [J]. 中国医学影像学杂志，2012, 20:641-645.

7. Windham BG, Deere B, Griswold ME, et al. Small brainlesions and incidentstrokeand mortality:a cohort study[J]. Ann Intern med, 2015, 163(1):22-31.

8. Knopman DS, Griswold ME, Lirette ST, et al. Vascular a imaging abnormalities and cognitionmediation by corticalvolume in non demented individuals:Atherosclerosis risk in communities neurocognitive study[J]. Stroke, 2015, 46(2):433-440.

9. 曲红，张玉倩，周蔓蔓，等，脑内微小病变不同干预模式的临床疗效比较 [J]. 中国中西医结合杂志，2013, 33:332-337.

10. Putaala J, Liebkind R, Gordind, et al. Diabetes mellitus and ischemic stroke

in the young:clinical features and long-term prognosisclinical fearures and long-term prognosis[J]. Neurology, 2011, 76:1831-1837.

11. Abbott NJ, Patabendige AA, Dolman DE, et al. Structure and function of theblood-brain barrier[J]. Neurobiol, 2010, 37:13-25.

12. Rosso C, Attal Y, Deltour S, et al. Hyperglycemia and the fate of apparent diffusion coefficient-defined ischemic penumbra[J]. AJNR Am J Neuroradiol, 2011, 32:852-856.

13. Marso SP, Kennedy KF, House JA, et al. The effect of intensive glucose control on all-cause and cardiovascular mortality, myocardialinfarction and stroke in persons with type 2 diabetes mellitus:a systematic review and meta-analysis[J]. Diabetes Vascular Dis Rese, 2010, 7:119-130.

14. Kuwashiro T, Kamouchi M, Ago T, et al. The factors associated with a functional outcome after ischemic stroke in diabetic patients:The Fukuoka Stroke Registry[J]. Neurol, 2012, 313:110-114.

15. Urabe T, Watada H, Okuma Y, et al. Prevalence of abnormal glucose metabolism and insulin resistance among subtypes of ischemic stroke in Japanese patients[J]. Stroke, 2009, 40:1289-1295.

16. 脑小血管病诊治专家共识组. 脑小血管病诊治专家共识 [J]. 中国临床医生, 2014, 42(1)：84 − 87, 90.

17. 何芳, 杨廷琼, 王刚, 等. 卒中单元治疗急性期脑梗死患者疗效分析 [J]. 中国医刊, 2011, 46(8)：61-63.

18. 佘进. 心绞痛患者 C- 反应蛋白和纤维蛋白原联合检测的临床应用 [J]. 中国临床医生, 2013, 41(1): 28-29.

19. 罗文浩. 脑梗死患者血浆 D- 二聚体、纤维蛋白原含量变化及临床意义 [J]. 中国血液流变学杂志, 2011, 21(2)：244-245.

20. 郭涛, 毛善平. 脑梗死中 D- 二聚体和 CT 扫描结果的相关性分析及其临床价值 [J]. 中国临床医生, 2014, 42(10)：48-51.

21. Pardridge IM, Drug transport across the blood-brain barrier[J]. Cereb Blood Flow Metab, 2012, 32:1959-1972.

22. Pedram MZ, Shamloo A, Alasty A, et al. Optimal magnetic field for crossing super-para-magnetic nanoparticles through the brain blood barrier:a computational approach[J]. Biosensors, 2016, 6:25-37.

23. Zepeda AB, Pessoa A Jr, Castillo RL. Cellular and molecularmechanisms in the hypoxic tissue:role of HIF-1 and ROS[J]. Cell Biochem Funct, 2013, 31:451-459.

24. Daneman R. The blood-brain barrier in health and disease[J]. Ann Neurol, 2012, 72:648-672.

25. Bohnslaova R, Kolar F, Sedmera D, et al. Pattial deficiency ofHIF-1 stimulatr-3 pathological cardiac changes in streptozolocin-induced mice[J]. BMC Endocr Disord, 2014, 11-14.

26. Omega A, Femandez A, Arenas MI. Outcome of acute renal injuryin diabetic mice with experimental endotoxemia:role of hypoxiainducible factor-ld[J]. J Diabetes Res, 2013, 49, 254-259

27. Koji Nakagawa, Toshihisa Kohara, Yasuko Uehata. PIAS3 enhances the transcriptional activity of HIF-1 α by increasing itsprotein stability[J]. Biochemic Biophysic Res Communic, 2016, 54: 470-476

28. Nishiyama Y, Goda N, Kanai M, et al. HIF-1 α Induction Suppresses Excessive Lipid Accumulation in Alco-holic Fatty Liver in Mice[J]. J Hepatol, 2012, 56:441-447

29. Nicholas SA, Sumbayev VV. The role of redox-dependentmechanisms in the downregulation of ligand-inducedToll-like receptors 7, 8 and4-mediated HIF-1alphaprolyhydroxylation[J]. Immunol Cell Biol, 2010, 88:180-186.

30. Zhengde Wena, Chaohao Huanga, Yaya Xua. α -Solanine inhibits vascular endothelial growth factor expression bydown-regulating the ERK1/2-HIF-1 α and STAT3 signaling pathways[J]. Eur J Pharmacol, 2016, 771:93-98.

31. Siomek A. NF- κ B signaling pathway and free radical impact[J]. ActaBiochimpol, 2012, 59(3):323-331.

32. 曲红 , 张玉倩 , 赵小英 , 等 . 桂枝茯苓丸加地龙干预脑内微小病变及预防脑梗死发病的临床研究 [J]. 上海中医药杂志 , 2012, 46:15-21.

33. 刘笑迎 , 曹贺 , 陈姝 , 等 . 桂枝茯苓丸加地龙对糖尿病性脑内微小病变大鼠治疗效果的实验研究 [J]. 时珍国医国药 , 2019, 30(11):2634-2637.

34. 刘笑迎 , 周端 , 曹贺 . 中药自拟颗粒剂对糖尿病性脑内微小病变治疗效果的临床研究 [J], 人民军医 , 2019, 62(11):1073-1076.

35. 刘笑迎 , 曹贺 , 钟萍 . 益气养阴活血方治疗糖尿病周围神经病变效果观察 [J]. 人民军医 , 2015, (8):914-916.

36. 刘笑迎 , 张云云 , 张捷青 . 黄芪、丹参、山药及其复方对高糖所致雪旺细胞凋亡的保护作用 [J]. 中药药理与临床 , 2010, 1:41-45.

37. 刘笑迎 , 周端 , 曹贺 . 养阴消癥方对糖尿病性脑内微小病变实验大鼠的保护作用 [J]. 上海中医药杂志 , 2019, 53 (6):63-68.

38. 刘笑迎 , 曹贺 , 刘欣燕 , 等 . 养阴截断方对糖尿病性脑内微小病变治疗效

果的临床观察 [J]. 人民军医 , 2017, 60(3):275-278.

39. 张玉倩 , 刘笑迎 , 贾岩辉 . 糖尿病性脑内微小病变大鼠模型的建立及其病理学研究 [J]. 国际内分泌代谢杂志 , 2019, 39(2):83-86.

40. 黄国鍁 . 台湾地区中风病先兆证高危因素与中医体质调查分析 [D]. 广州中医药大学 2010 届硕士学位论文 .

41. 马卫琴 , 李碧青 . 中风先兆与中医体质相关性探析 [J]. 中国中医急症 , 2012, 2(2):243-245.